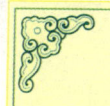

国医绝学百日通

24节气与四季养生法

李玉波 翟志光 袁香桃 ◎ 主编

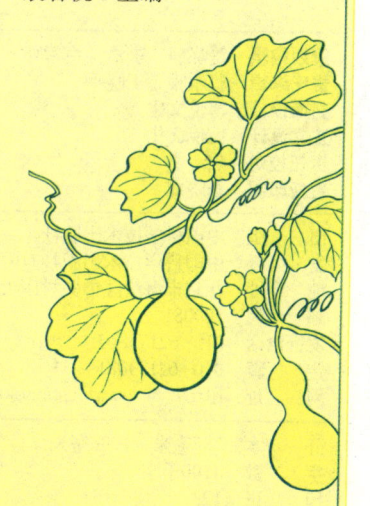

中国科学技术出版社
·北京·

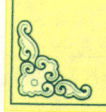

图书在版编目（CIP）数据

24节气与四季养生法 / 李玉波, 翟志光, 袁香桃主编. —— 北京：中国科学技术出版社, 2025.2
（国医绝学百日通）
ISBN 978-7-5236-0766-4

Ⅰ. ①2… Ⅱ. ①李… ②翟… ③袁… Ⅲ. ①二十四节气—养生（中医）Ⅳ. ①R212

中国国家版本馆CIP数据核字（2024）第098643号

策划编辑	符晓静　李洁　卢紫晔
责任编辑	曹小雅　王晓平
封面设计	博悦文化
正文设计	博悦文化
责任校对	焦　宁
责任印制	李晓霖

出　　版	中国科学技术出版社
发　　行	中国科学技术出版社有限公司
地　　址	北京市海淀区中关村南大街 16 号
邮　　编	100081
发行电话	010-62173865
传　　真	010-62173081
网　　址	http://www.cspbooks.com.cn

开　　本	787毫米×1092毫米　1/32
字　　数	4100千字
印　　张	123
版　　次	2025 年 2 月第 1 版
印　　次	2025 年 2 月第 1 次印刷
印　　刷	小森印刷（天津）有限公司
书　　号	ISBN 978-7-5236-0766-4 / R・3282
定　　价	615.00元（全41册）

（凡购买本社图书，如有缺页、倒页、脱页者，本社销售中心负责调换）

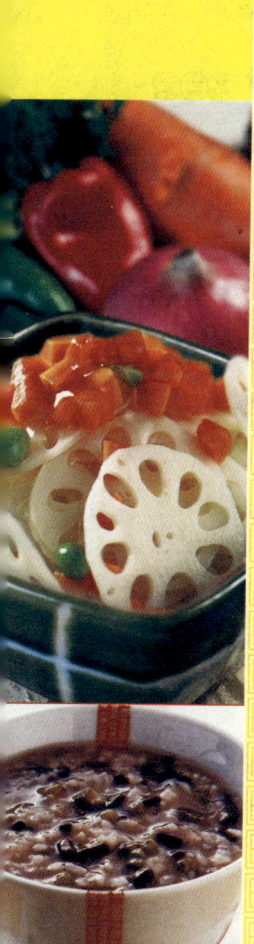

《目录》

第一章

二十四节气与养生

二十四节气与物候..................1
二十四节气与《黄帝内经》..................1
二十四节气与养生..................2

第二章

春季

立春..................3
健康提示..................3
饮食原则..................3
节令美食..................4
节令起居..................4
节令养生术——散步..................4
节令中药..................5
节令谚语..................6

雨水..................7
健康提示..................7
饮食原则..................7
节令美食..................7
节令养生术——健身球操..................8
季节病防治..................9
节令谚语..................10

惊蛰..................11
健康提示..................11
饮食原则..................11
节令美食..................12
节令养生术——伸懒腰..................12

季节病防治............13	季节病防治............29	节令起居............46
节令谚语............14	节令谚语............29	节令中药............46
春分............15	**小满**............30	节令谚语............47
健康提示............15	健康提示............30	
饮食原则............15	饮食原则............30	
节令美食............15	节令美食............31	**第四章**
节令养生术——放风筝...16	节令起居............31	**秋季**
节令中药............17	节令养生术——游泳...32	
节令谚语............17	季节病防治............32	**立秋**............48
清明............18	节令谚语............33	健康提示............48
健康提示............18	**芒种**............34	饮食原则............48
饮食原则............18	健康提示............34	节令美食............49
节令美食............18	饮食原则............34	节令起居............49
节令养生术——踏青...19	节令美食............35	节令养生术——秋季
节令中药............20	节令起居............35	吐纳健身法............50
节令谚语............21	节令中药............35	节令谚语............50
谷雨............22	节令谚语............37	**处暑**............51
健康提示............22	**夏至**............38	健康提示............51
饮食原则............22	健康提示............38	饮食原则............51
节令美食............23	饮食原则............38	节令美食............52
节令起居............23	节令美食............39	节令起居............52
节令养生术——荡秋千...24	节令起居............39	节令中药............53
季节病防治............24	节令中药............40	节令谚语............54
节令谚语............25	节令谚语............41	**白露**............55
	小暑............42	健康提示............55
第三章	健康提示............42	饮食原则............55
夏季	饮食原则............42	节令美食............55
	节令美食............42	节令起居............56
立夏............26	节令养生术——摇扇子...43	节令养生术——慢跑...56
健康提示............26	季节病防治............44	节令中药............57
饮食原则............26	节令谚语............44	节令谚语............57
节令美食............27	**大暑**............45	
节令起居............27	健康提示............45	
节令中药............28	饮食原则............45	
	节令美食............46	

秋分 58
健康提示 58
饮食原则 58
节令美食 58
节令养生术——登山 ..59
节令中药 60
节令谚语 60

寒露 61
健康提示 61
饮食原则 61
节令美食 61
节令起居 62
节令养生术——冷水浴 ..62
季节病防治 63
节令谚语 64

霜降 65
健康提示 65
饮食原则 65
节令美食 65
节令起居 66
节令养生术——倒走 ..66
节令中药 67
节令谚语 68

第五章
冬季

立冬 69
健康提示 69
饮食原则 69
节令美食 70
节令起居 70
节令养生术——泡脚 ..71
节令中药 71
节令谚语 72

小雪 73
健康提示 73
饮食原则 73
节令美食 73
节令起居 74
节令养生术——楼梯运动法 74
节令谚语 75

大雪 76
健康提示 76
饮食原则 76
节令美食 77
节令起居 78
节令养生术——茶疗 ..78
节令谚语 79

冬至 80
健康提示 80
饮食原则 80

节令美食 81
节令起居 81
节令中药 81
季节病防治 82
节令谚语 82

小寒 83
健康提示 83
饮食原则 83
节令美食 84
节令起居 84
节令养生术——滑冰 ..85
季节病防治 85
节令谚语 86

大寒 87
健康提示 87
饮食原则 87
节令美食 88
节令起居 88
节令养生术——滑雪 ..89
季节病防治 89
节令谚语 90

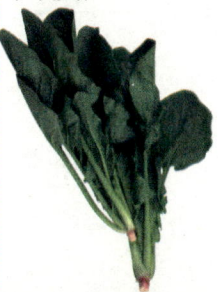

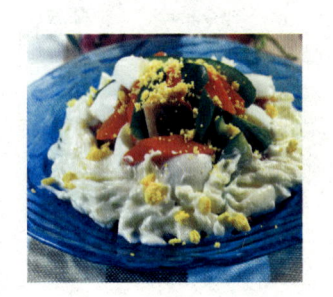

第一章　二十四节气与养生

春雨惊春清谷天，夏满芒夏暑相连，
秋处露秋寒霜降，冬雪雪冬小大寒。
这是我国古代劳动人民在长期的生产和生活实践中总结出来的二十四节气歌诀。我国在战国后期就有了立春、春分、立夏、夏至、立秋、秋分、立冬、冬至八个节令名称。

二十四节气与物候

长久以来，我国劳动人民将二十四节气的名称与气候变化、物候特点及农时活动联系到一起，用来指导农业生产。

二十四节气客观地反映了季节更替和气候变化情况，不但对农事活动有很大影响，也提醒我们在各个节气交替时的气候变化中，要根据自身体质状况，采取相应的调摄方法，做到"饮食有节，脾土不泄。调息寡言，肺金自全。动静以敬，心火自定。宠辱不惊，肝木以宁。恬然无欲，肾水自足。"

二十四节气与《黄帝内经》

二十四节气养生中首先强调的是"天人相应"的思想。人生在天地之间，宇宙之中，所有的生命活动都与大自然息息相关，紧密相连，自然界的种种变化都会影响人体的生命活动。《黄帝内经》的各种论述都把人与自然看成一个整体，即"天有所变，人有所应"。

在养生的各个门类中，有人认为养生的最高境界是"生物钟"养生。将人比作浓缩了的大自然，随着昼夜交替四季变化，人的生理活动也进行着周期性的变化。这种周期节律早在《黄帝内经》中就有明确的阐述，《素问·六节藏象论》曰："五日谓之候，三候谓之气，六气谓之时，四时谓之岁。"从中我们可以看到年周期的确立是基于四时的。经文所说的"三候谓之气"，正好是我们说的一个季节，以此类推出一年四时（二十四节气）。

《黄帝内经》认为生命与自然界息息相关，提出："天地合气，命之曰人"。意思是说自然界的阴阳精气是生命之源。《灵枢·本神》强调"顺四时而适寒暑"。《素问·四气调神大论》提出"春夏养阳，秋冬养阴"的四时顺养原则。《素问·上古天真论》提出"虚邪贼风，避之有时"，并明确提出抗老防衰的养生方法："法于阴阳，和于术数，饮食有节，起居有常，不妄作劳，故能形与神俱，而尽终其天年，度百岁乃去。"

二十四节气与养生

二十四节气虽然是节令气候的标志，但它提示给我们的不光是用来指导农业生产的方法，更重要的是在每一节气的变化进程中对人体的影响，这种影响与每个人的一生相始终。如何根据二十四节气的变化，观察机体、调养自身，是保证身体健康的基础。

人与自然是一个动态变化统一的整体，人体的脏腑功能活动、气血运行与二十四节气的变化都息息相关。所以在日常饮食和起居时一定要顺四时而适寒暑，充分利用四时之二十四节气变化的有利因素，抵抗自然变化中的不利因素，达到防病强身的目的。

人要很好地进行养生保健，就必须要顺从自然界的变化，遵循天人合一的传统养生理念，随着二十四节气的变化而相应地调整养生思维。

人生自胚胎之始，每个年龄阶段都存在着养生的内容。无论是未病之时，患病之际还是病愈之后，养生都是不可或缺的手段。尤其在生活水平提高的今天，人们追求的是高品质的生活，这种高品质首先体现在身体的健康上，健康的体质是延长生命的保证。而二十四节气养生法，遵循自然规律，因时调理，方便经济，能收到事半功倍的效果。

第二章 春季

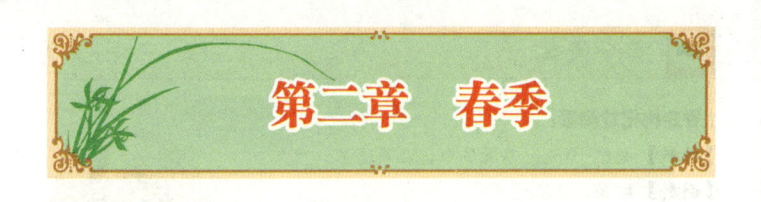

立春

节令特点

立春是春季开始的节气。每年2月4日或5日太阳到达黄经315度时为立春。"立"是开始之意,立春揭开了春天的序幕,表示万物复苏的春季的开始。随着立春的到来,人们明显地感觉到白天渐长,太阳也暖和多了,气温、日照、降水也趋于上升和增多。

健康提示

春季养生,就是要防病保健。特别是初春,天气由寒转暖,各种致病的细菌、病毒随之生长繁殖。温热毒邪开始活动,现代医学所说的流感、流脑、麻疹、猩红热、肺炎也多有发生和流行。为避免春季疾病的发生,在预防措施中,一要消灭传染源;二要常开窗,使室内空气流通,保持空气清新;三要加强锻炼,提高机体的防御能力。

饮食原则

饮食调养方面要考虑春季阳气初生,宜食辛甘发散之品,不宜食酸收之味。要选择一些柔肝养肝、疏肝理气的草药和食品,草药如枸杞、郁金、丹参、元胡等,食品选择辛温发散的大枣、豆豉、葱、香菜、花生等。

忌食食物:正月忌食羊肉,不得生食葱蒜,花生宜煮不宜炒。

节令美食

[香韭枸杞炒鸡蛋]

【材料】枸杞10克,鸡蛋2个,韭菜适量。

【调料】醪糟、盐各适量。

【做法】1. 韭菜洗净切段。2. 枸杞、鸡蛋、韭菜、醪糟及盐打匀,放入锅中炒熟即可。

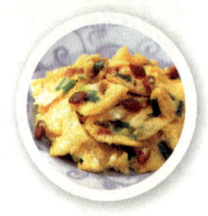

[百合莲子红枣粥]

【材料】新鲜百合1头,莲子200克,大枣8颗,大米2杯。

【调料】冰糖1大匙。

【做法】1. 大米淘净,加8杯水及大枣、莲子,以大火煮沸,煮沸后转小火至米粒熟软。2. 百合剥瓣,剔去老边,挑去杂质,洗净加入,转中火再煮沸一次,加冰糖续煮3分钟即成。

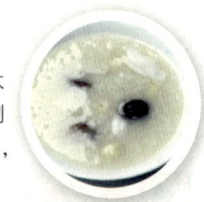

节令起居

春季气温变化较大,天气乍寒乍暖,由于人体腠理开始变得疏松,对寒邪的抵抗能力有所减弱,所以初春时节特别是生活在北方地区的人不宜脱去棉服,年老体弱者换装尤宜审慎,不可骤减。《千金要方》主张春时衣着宜"下厚上薄",《老老恒言》亦云:"春冻半泮,下体宁过于暖,上体无妨略减,所以养阳之生气"。

另外,要夜卧早起,注意室外活动,克服倦懒思眠状态,使自己的精神情趣与大自然相适应,力求身心和谐,精力充沛。

节令养生术——散步

立春时分不要进行高强度的剧烈运动,以避免由于过度活动和损耗而对人体养阳和生长产生不利影响。若运动量过大,则会损伤元气;且因出汗过多，毛孔张开，易受风寒而诱发感冒。

　　春天的运动和其他季节不同，需要走进大自然，从舒缓的运动开始，重在养护。散步的时候最好选在日出之后或日落之时，不拘于形式，不要太快，顺其自然、不疲劳就好。边散步边做深呼吸，能振奋精神、兴奋大脑，使下肢矫健有力，特别适合体质比较好的中老年人和年轻人。散步是春天最普遍而实用的运动，对于改善心肺功能、降低血脂、提高身体代谢能力和增强机体免疫力、延缓衰老都有良好的作用。

　　散步在轻松简便中也有讲究：

◎**脚为先**。你每天给你的脚施加很大压力，因此一定要让你的双脚得到充分的休息，更要好好保护它们。散步时要穿一双纯棉运动短袜，以便更好地吸汗。然后为双脚选择一双富有弹性的运动鞋，挑选时要好好看看鞋底弹性和鞋弓强度，这样就能避免长期步行对足底组织可能造成伤害。

◎**抬头挺胸**。如果你走路的姿势过于拘束，或是相反，动作特别夸张（像竞走运动员那样使劲摆肘疾走），那愉快的散步就会变成痛苦的旅程了。正确的姿势是——抬头，向前看，不要盯着地面；脖子、肩膀和背部要放松，不要像参加阅兵式的军人似的肩背板直；臂肘微微有点弯曲，双臂自由摆动。

◎**走自己的路**。只有自由自在、不必照顾他人的行走才能更好地掌握步伐快慢。不要一开始就走得特别快，而应当在前5分钟里，由慢至快逐渐加快步伐，以便热身。然后在最后5分钟由快到慢放慢步伐。

节令中药

　　春季人体肝气当令，冬天蓄积体内的阳气随着春暖转为向上外发，若藏阳气过多，会化成热邪外攻，诱发鼻腔、牙龈、呼吸道、皮肤等出血，以及头痛晕眩、目赤眼花等疾患。若平素肝阳过盛，此时还会引发春火，患上热感冒、咳嗽、哮喘等，所以春天要防寒，也要抑春火。

　　中医理论认为，人体阴阳宜处于平衡状态，当某种外界因素打破这种平衡状态，人体就会出现这样或那样的问题。因此，根据病机不同，

"火"被分为实火和虚火。实火指阳热亢盛的实热证,以肝胆、胃肠实火多见,症见高热,头痛,目赤,渴喜冷饮,烦躁,腹胀痛,大便秘结,小便黄,舌红苔黄干或起芒刺,脉数实,甚或吐血、鼻出血等。虚火则多因内伤劳损所致,如久病精气耗损、劳伤过度,可导致脏腑失调、虚弱而生内热、内热进而化为虚火。

针对虚火证,中医主张滋阴益气,泻火清热,常用药材为天冬、麦冬、玄参等,中成药可服用玄麦甘桔颗粒。亦可采用中药膳食调理,如莲子、栀子、冰糖煎制的莲子汤;用石膏粉、粳米和绿豆熬制的绿豆粥均可。

而针对实火,治疗上宜采用苦寒制火、清热解毒、泻实败火的原则和方法。常用清热泻火、解毒消炎的药物,如大黄、黄连、黄柏、黄芩、金银花、连翘、大青叶等。这些药材多药性寒凉、性味苦寒,可有效抑制体内实火,平衡阴阳。

节令谚语

立春一日,水暖三分。

吃了立春饭,一天暖一天。

打春冻人不冻水。

腊月立春春水早,正月立春春水迟。

立春晴,一春晴;立春下,一春下。

早春晚播田。

立春到,农人跳。

立春阳气生,草木发新根。

打春下大雪,百日还大雨。

雷打立春节,惊蛰雨不歇。

立春热过劲,转冷雪纷纷。

立春东风回暖早、立春西风回暖迟。

立春北风雨水多。

立春雨水到,早起晚睡觉。

立春一声雷,一月不见天。

雨水

节令特点

每年2月19日前后,太阳到达黄经330度,为雨水节气。"斗指壬为雨水,东风解冻,冰雪皆散而为水,化而为雨,故名雨水。"雨水不仅表示降雨的开始,也表明雨量开始增多。《月令七十二候集解》中说:"正月中,天一生水。春始属木,然生木者必水也,故立春后继之雨水。且东风既解冻,则散而为雨矣。"

健康提示

雨水节气到来后,气温变化幅度较大,是全年寒潮过程出现较多的时节。忽冷忽热乍暖还寒的天气对人们的健康危害很大。因此,人们要注意预防感冒等早春流行疾病的发生,同时也要注意个人的保健。

饮食原则

雨水时节,饮食应以祛除风湿和调养脾胃为主,经常食用大枣、山药、蜂蜜、银耳、沙参等食物,如食用银耳核桃粥,可滋润脾胃;食用大枣羹,可补中益气、健脾生津等。雨水期间肝旺脾弱,故应少吃酸味的食品,多吃甘味食品,以养脾脏之气,因此要多吃韭菜、荠菜、茼蒿、山药、春笋、香椿、芋头、荸荠、萝卜、藕、豌豆苗、百合等食物。

雨水时节多风,常常出现口干舌燥、嘴唇干裂现象,所以在饮食上应多吃一些新鲜蔬菜和多汁的水果,如菠菜、芹菜、油菜、茭白、苋菜、枸杞、车前草等蔬菜,苹果、香蕉、雪梨、菠萝、橘子等水果,补充维生素、矿物质和微量元素。

节令美食

[八宝豆沙芋泥]

【材料】芋头900克,豆沙110克,八宝料(葡萄干、桂圆肉、莲子、红枣、红豆、薏仁、花生仁各50克,橘饼2个),年糕纸1张。

【调料】玉米淀粉1大匙,猪油3大匙,白糖适量,清水半杯,水淀粉2大匙。

【做法】1. 莲子、红枣、红豆放入热水中浸泡1小时,捞出沥干;橘饼切碎备用;芋头洗净切片,入锅蒸熟,取出,压成泥状,加入玉米淀粉1大匙,猪油3大匙,白糖50克搅拌均匀备用。2. 大碗中垫上年糕纸,放上全部八宝料,加入一半芋泥抹平,再加入豆沙,抹平,最后加入另一半的芋泥抹平,入锅蒸20分钟,取出扣在盘中。3. 锅中倒入白糖2大匙,清水半杯煮开,加入水淀粉2大匙勾芡,淋在八宝芋泥上即可。

[冬瓜枸杞粥]

【材料】冬瓜1块,枸杞1大匙,糙米半杯。

【调料】无。

【做法】1. 冬瓜连皮洗净后切成小块状;米洗净泡水1小时备用。2. 深锅内加入冬瓜块、糙米及3杯水,用大火煮开后,改小火慢煮至粥黏稠、冬瓜皮酥软,最后加入枸杞再煮5分钟。

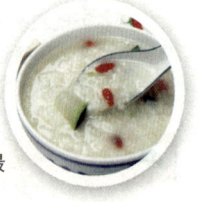

节令养生术——健身球操

雨水时节降水开始增多,气温极易变化,出现"倒春寒"。因此在雨水时节前后,可减少室外活动,遇下雨或刮风等恶劣天气时,采取室内活动的方式进行锻炼。健身球不为场地所限,是一种非常好的室内健身方式。

健身球作为一项新兴、有趣、特殊的体育健身运动,用途和优点很多:适合所有的人锻炼;健身效果良好,有很好的损伤恢复和康复功能;在锻炼时比较安全,不容易出现损伤;可以提高人体的柔韧、力量、平衡、姿态、心肺功能。

球操的适用群体很广泛。很多力量训练都不适合一些年龄较大、体质较弱的人,特别是那些心脏病、高血压患者,而做球操时运动者的心率保持在每分钟115～135次，人不会感到气喘，但消耗的热量达到每45分钟3000~6000卡路里。

对于初学者来说，球操有一定难度。但一边玩球，一边健身，可以让你更快摸清健身球的特性，掌握球操的技巧。当然，要把健身球练好非一日之功，需要好好练习才行。

>>球操——腿部及平衡能力训练

仰卧健身球上，并保持身体平衡，最好还是把双手分放两侧，当然熟练的人可以双手抱胸，而且最好是以上背部接触健身球然后慢慢抬起左腿，放下，抬右腿。慢慢地抬起可以锻炼腿部肌肉和平衡能力。

>>球操——手臂及肩部力量训练

将双腿放在健身球上，双手支撑，成俯卧撑形，并保持身体是一条直线。然后用双手移动，还原、重复。另外可以变形做俯卧撑练习，这个练习可以锻炼手臂及肩部力量。

>>球操——背部扩展训练1

动作过程：在开始训练之前应使膝部处于柔软位置以免受伤。腹部位于健身球上，把双手放在颈部，但不要把双手交叉结合，以免因为初次接触球未掌握好平衡感而滑倒。弓背挺起，上体尽量向上挺，到最高点时，静止1秒。然后慢慢回复。

呼吸方法：上体挺起时吸气，前屈时呼气。

注意要点：向上挺伸时应尽力收缩骶棘肌，动作不要过快。

>>球操——背部扩展训练2

在开始训练之前应使膝部处于柔软位置以免受伤。胸部放在球上，并将双手分别放在球两侧，慢慢移动球至腹部而双手及腿部伸直，使背部拉伸尽量成一个L形，还原、重复。这个动作可以有效锻炼背部肌肉。

季节病防治

春天本身就是四季里的多病之季，因为万物复苏、气候多变，容易诱发过敏性鼻炎、过敏性哮喘、流行性感冒等常见疾病；另外，肝病也多在春季复发。春天较暖和，细菌、病毒繁殖迅速；另外，进入三四月以后，逐渐会春雨连绵，湿气较重，而风热之邪和风寒之邪都可能引起肝病复发。

由于大部分慢性乙肝复发无症状，要及时发现肝病复发，最好的方法就是在气候明显变化的春季定期进行肝功能检查。尤其是乙肝病毒携带者或慢性乙肝长时间无症状者，更应重视肝功能复查。

为此，肝病患者应注意饮食、起居规律，并且尽量避免过度劳累。这一时期应规律作息、练太极拳或散步养生。另外，春寒料峭，乙肝患者依然应注重保暖防寒，以免邪气入侵而导致肝病复发。

按中医理论，乙肝患者之所以春天发病，与冬天养藏没做好，没给春天打好基础有关，所谓"冬不藏精，春必病温"。所以，依据阴阳四时的变化调养很重要。在乙肝的治疗方面，春天也是治疗疗效较好的时期，这一时期如果治疗或调养有效，将为该病的稳定控制和病情减缓打下扎实基础。在中医著作《素问·脏气法时论》中，对肝病的季节规律有如下阐述："病在肝，愈于夏，夏不愈，甚于秋；秋不死，持于冬，起于春，禁当风。"

节令谚语

雨水日晴，春雨发得早。

雨水有雨，一年多水。

雨水落雨三大碗，大河小河都要满。

雨水落了雨，阴阴沉沉到谷雨。

雨打雨水节，二月落不歇。

雨水明，夏至晴。

冷雨水，暖惊蛰；暖雨水，冷惊蛰。

雨打五更头，午时有日头。

早晨下雨当天晴，晚间下雨到天明。

开门见雨饭前雨，关门见雨一夜雨。

雨水前雷，雨雪霏霏。

雨水节气南风紧，则回春早；南风不打紧，会反春。

雨水无雨，夏至无水。

雨水不落，下秧无着。

惊蛰

节令特点

每年3月5日或6日,太阳到达黄经345度时为"惊蛰"。惊蛰的意思是天气回暖,春雷始鸣,惊醒蛰伏于地下冬眠的昆虫。《月令七十二候集解》中说:"二月节,万物出乎震,震为雷,故曰惊蛰。是蛰虫惊而出走矣。"

健康提示

中医学认为,春属木,入味为酸,对应五脏为肝,顺应自然界生长生发之规律,春季容易肝风、肝火妄动,易引起心脑血管病及高血压病。惊蛰处于冬春交替时期,气温变化幅度加大。要时刻注意气象台对强冷空气活动的预报,当心冷暖变化,预防感冒、流感和心脑血管疾病的发生。

饮食原则

春回大地,乍暖还寒,气候比较干燥,很容易使人口干舌燥、外感咳嗽。生梨性寒味甘,有润肺止咳、滋阴清热的功效。民间素有惊蛰吃梨的习俗,所以,梨特别适合在这个季节食用。

梨的吃法很多,比如生食、蒸、榨汁、烤或者煮水,特别是冰糖蒸梨对咳嗽具有很好的疗效,而且制作简单方便,平时不妨把其当作甜点食用。另外,咳嗽患者还可食用莲子、枇杷、罗汉果等食物缓解病痛,饮食宜清淡,油腻的食物最好不吃,刺激性的食物如辣椒、葱蒜、胡椒也应少吃。

春天肝气旺,易伤脾,故惊蛰季节要少吃酸,多吃枇杷、百合、银耳、莲藕、大枣、锅巴、山药等食物以养脾。

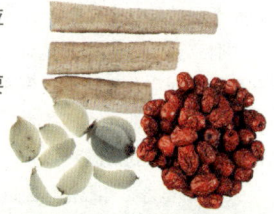

节令美食

[银耳糙米粥]

【材料】银耳18克,枸杞12克,青木瓜150克,糙米1杯。

【调料】盐适量。

【做法】1.银耳以水浸泡至软,去蒂,以手摘成小朵;青木瓜去皮及籽,切小丁备用。2.糙米洗净,放入锅内,加入8杯水煮沸后改小火,煮约10分钟后加入银耳及枸杞,再煮约5分钟后,加入木瓜,继续以小火煮约15分钟,加盐调味后加盖闷约10分钟再食用。

[芦荟紫甘蓝炒百合]

【材料】食用芦荟100克,紫甘蓝200克,鲜百合100克,玉米笋1罐,葱姜末少许。

【调料】盐、味精、水淀粉、高汤、香油各适量。

【做法】1.将玉米笋倒出,沥净水分,然后用清水冲洗干净。2.芦荟去皮洗净,切成长条,倒入开水锅中煮熟,捞出沥干。鲜百合洗净,分成片状。紫甘蓝洗净,切丝。3.油锅烧热,下入葱姜末爆锅,加少许汤,放入芦荟、百合、紫甘蓝、玉米笋、盐炒匀,用水淀粉勾芡,调入味精,淋上香油即可。

节令养生术——伸懒腰

春天暖洋洋的阳光让人特别想睡觉,特别是下午,工作学习时间长了,人会感到疲乏。这时候伸个懒腰,就会觉得全身舒展。即使在不疲劳时,有意识地伸几个懒腰,也会觉得舒适。

为什么这样一个简单的动作有如此神奇的作用呢?伸懒腰时可使人体的胸腔器官对心、肺挤压,利于心脏的充分运动,使更多的氧气能供给各个组织器官。同时,由于上肢、上体的活动,能使更多含氧的血液供给大脑,使人顿时感到清醒舒适。

人体解剖学、生理学告诉我们,人脑的重量虽然只占全身体重的

1/50，而脑的耗氧量却占全身耗氧量的1/4。人类由于直立行走等因素，身体上部和大脑较易缺乏充分的血液和氧气的供应。久坐不动，加上大量用脑工作容易引起大脑缺血、缺氧症状，头昏眼花，腿麻腰酸，所以经常伸伸懒腰，活动活动四肢对缓解疲劳是绝对有好处的。

季节病防治

春天是哮喘病的易发季节，究其原因，主要有以下几个方面。

首先，春天天气冷热变化较大，忽冷忽热，容易引起上呼吸道感染，即感冒，而上呼吸道感染可以诱发哮喘。并且，突然的冷空气刺激，也可能引起气管痉挛，导致气喘。

其次，春天万物复苏，草木吐绿，百花竞放，某些野草、树木的花粉在此期间散放出许许多多花粉颗粒。它们漂浮于空气中，具有过敏性体质的人吸入某些花粉便开始打喷嚏、流鼻涕、鼻痒、咳嗽，此后甚至引起哮喘。

最后，很多灰尘中生长着一种称为"螨"的小虫，春天的气温、湿度恰恰适合它们的生长繁殖。哮喘患者及过敏性体质的人吸入这些藏有大量螨虫的灰尘，便可引起哮喘发作。

那么，怎样才能预防哮喘的春季发作呢？

首先，春天哮喘病人在生活中要做到以下几点。

◎**穿着要适宜。** 俗话说："春捂秋冻"，很有道理。春天要注意保暖，避免受凉感冒以及冷空气刺激诱发哮喘。

◎**出入场所要适宜。** 春季是上呼吸道感染的高发期，为了避免交叉感染，哮喘病人应尽量不去那些人群聚积的地方，如商店、影剧院、各种聚会场所等。对花粉及植物过敏者不要去花园及植物园，严重花粉过敏者，可考虑异地预防。

◎**外出时间要适宜。** 一天当中，午间及午后是空气中花粉飘散浓度较高的时间，此时，应尽量减少外出。在风沙比较大的地区，出行时，要注意天气情况，刮大风时要减少外出，免遭尘土及冷空气的刺激。

◎**居室环境要适宜。** 哮喘患者室内要保持温暖、干燥；室内陈设力求简单、洁净，注意通风透光；被褥要勤洗勤晒，减少尘螨及霉菌滋生。

其次，预防性治疗也非常重要，且应在发病季节到来之前提早进行。可采用如下措施。

◎**中医中药扶正固本**。如在医师指导下服用晨喘安、夜喘静等。

◎**吸入表面激素，消除气道炎症**。如必可酮、英福美、普米克、辅舒酮等。

◎**抗过敏药物**。如酮替酚、开瑞坦、特费定等。

◎**免疫调节剂**。如卡提素、胸腺素等。

节令谚语

惊蛰至，雷声起。

惊蛰不耙地，好比蒸馍走了气。

未到惊蛰雷先鸣，必有四十五天阴。

冷惊蛰，暖春分。

惊蛰刮北风，从头另过冬。

惊蛰过，暖和和，蛤蟆老角唱山歌。

过了惊蛰节，春耕不能歇。

惊蛰不藏牛。

惊蛰一犁土，春分地气通。

惊蛰闻雷，谷米贱似泥。

国医小课堂

惊蛰养生须知

古人称："雷鸣动，蛰虫皆震起而出，故名惊蛰。"意思是说自春季开始以后，气候转暖，春雷的响声惊醒了冬眠的昆虫，纷纷从蛰伏了一冬的地下爬出来活动，所以有"惊蛰过，暖和和，蛤蟆老角唱山歌"的谚语。由于惊蛰后的天气明显变暖，不但各种动物开始活动，微生物（包括能引起疾病的细菌、病毒）也开始生长繁殖，所以人们需要进行饮食调养，增强体质以抵御病菌或病毒的侵袭。

春分

节令特点

春分，古时又称为"日中""日夜分"，在每年的3月20日或21日，这时太阳到达黄经0度。据《月令七十二候集解》载，"二月中，分者半也，此当九十日之半，故谓之分。"另《春秋繁露·阴阳出入上下篇》载："春分者，阴阳相半也，故昼夜均而寒暑平。"所以，春分的意思，一是指一天时间白天黑夜平分，各为12小时；二是古时以立春至立夏为春季，春分正当春季三个月之中，平分了春季。

健康提示

人在生命活动过程中，由于新陈代谢的不协调，可导致体内某些元素不平衡状态的出现，即有些元素的积累超量，有些元素的含量不足，致使早衰和疾病的发生。由于春分节气平分了昼夜、寒暑，人们在保健养生时，应注意保持人体的阴阳平衡状态。春分时节要保持轻松愉快、乐观向上的精神状态，还要坚持适当锻炼，定时睡眠，有目的地进行调养。

饮食原则

从立春节气到清明节气前后是草木生长萌芽期，在此节气的饮食调养，应当根据自己的实际情况选择能够保持机体功能协调平衡的膳食，禁忌偏热、偏寒、偏升、偏降的饮食误区，如在烹调鱼、虾、蟹等寒性食物时，则必佐以葱、姜、酒、醋类温性调料，以防菜肴性寒偏凉，食后有损脾胃而引起脘腹不舒之弊；又如在食用韭菜、大蒜、木瓜等助阳类菜肴时常配以蛋类滋阴之品，以达到阴阳互补之目的。

节令美食

[木瓜猪骨花生煲]

【材料】木瓜500克，花生仁100克，排骨250克，红枣、姜片适量。

【调料】盐适量。

【做法】1. 木瓜去皮、籽，洗净切块；排骨洗净，切大块；花生仁洗净备用；红枣洗净去核洗净。2. 锅内放水，放入排骨、花生仁、红枣、姜片，用大火烧开，撇去浮沫，用小火煲1个小时。3. 加入切好的木瓜块，用小火煲20分钟，放盐即可。

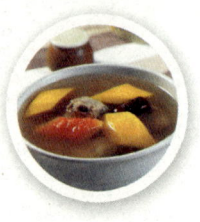

[韭黄腰花]

【材料】韭黄150克，猪腰1个，蒜蓉、葱花、姜丝各适量。

【调料】水淀粉、盐、味精、白糖、香油、胡椒粉各适量。

【做法】1. 韭黄洗净切段；猪腰剖开，去除白色腰臊，洗净，切十字花刀后横切成条，放入沸水中余烫一下，去除血水，捞出控干水分。2. 将盐、味精、白糖、胡椒粉、水淀粉和香油放进碗里，再加少量鲜汤兑成芡汁备用。3. 锅内放油烧热，放入猪腰片，滑油至五成熟，捞出沥油。锅中留少许余油，放蒜蓉、葱花、姜丝、腰花、韭黄翻炒几下，调入芡汁炒匀即可。

节令养生术——放风筝

春分前后清气上升，微风飘荡，正是放风筝的好时节。中国有句古话："鸢者长寿"，意思就是说，经常放风筝的人寿命长。制作一只绚丽多彩、新颖别致的风筝也是一种创造，当人们眺望自己的作品摇曳万里晴空时，神态专注、欣慰、恬静，这种精神状态强化了高级神经活动的调节功能，促进了机体组织、脏器生理功能的调整和健全。双目凝视于蓝天白云之上的飞鸢，荣辱皆忘、杂念俱无，与保健气功的作用异曲同工，其效应符合中医学的修身养性之道。

在风和日丽的大自然中放风筝也是非常好的日光浴、空气浴。跑跑停停的肢体运动可增强心肺功能，增强新陈代谢，改善体质。此外，放风筝的群体性很强。筝友相聚，妙语连珠，破闷解难，精神愉快，"笑一笑，十年少"也是鸢者长寿的重要因素。

节令中药

春季温差变化明显、气候干燥，极易引发各种病症。板蓝根在临床上清热凉血、抗病毒抗菌作用明显，用量大，堪称中成药之最。研究结果表明，板蓝根具有显著清除体内能引起体温升高的热原作用。板蓝根的退烧作用是通过杀灭体内的病毒细菌等病原体、清除引起发烧的过氧自由基和热原等因素而实现的。在低烧的情况下，服用板蓝根等中成药，不但能够有效地退烧，还能够促进身体的康复，有助于免疫力、抵抗力的增强。

下面介绍板蓝根可以治疗的几种常见病的方法。

◎ **治流行性感冒**：板蓝根一两，羌活五钱。煎汤，一日二次分服，连服2~3日。

◎ **辅助治疗肝炎**：板蓝根一两。水煎服。

◎ **辅助治疗肝硬化**：板蓝根一两，茵陈四钱，郁金二钱，薏米三钱。水煎服。

节令谚语

春分刮大风，刮到四月中。

春分大风夏至雨。

春分南风，先雨后旱。

春分早报西南风，台风虫害有一宗。

吃了春分饭，一天长一线。

春分不冷清明冷。

春分不暖，秋分不寒。

春分西风多阴雨。

春分若是暖，五月先水后早晴。

春分有雨是丰年。

春分日，植树木。

春分前，整秧田。

春过春分昼夜忙。

清明

节令特点

公历4月5日前后为清明节，视太阳到达黄经15度。在二十四个节气中，既是节气又是节日的只有清明和冬至，且清明影响相对更大更广。清明的原意是大自然已经到了转暖的时候，万物开始复苏，可以春耕播种了。

健康提示

古人说："食酸咸甜苦，即不得过分食。春不食肝，夏不食心，秋不食肺，冬不食肾，四季不食脾，如能不食，此五脏万顺天理。"在清明这一节气中，一定要注意肝和肺的保养，对呼吸系统疾病尤其是花粉过敏症状也要重视。我国中医认为"久视伤血，久卧伤气，久立伤骨，久行伤筋，久坐伤肉"。这就要求我们平时保持乐观的心态，早睡早起，经常散步，多呼吸新鲜的空气。

饮食原则

清明节又称寒食节，即清明之日不动烟火，只吃凉的食品。

饮食调摄方面，须定时定量，不暴饮暴食。对形体肥胖者，须减少甜食，多食瓜果蔬菜。在降低摄盐的同时，还应增加钾的摄入，如多食用蔬菜、水果类食品。

节令美食

[美味拌白菜]

【材料】大白菜200克，黄豆干4块，辣椒2个，葱3根，蒜5瓣，香菜少许，去皮花生1大匙。

【调料】红油1大匙，味精、盐、白醋、糖各1小匙，香油1小匙。

【做法】1. 大白菜切除叶部，只留梗部，切丝，加半小匙盐，抓腌5分钟，待白菜变软，冲去盐分，沥干水分。2. 豆干切丝，锅中入适量水烧开，将豆干丝汆烫30秒，捞出，待凉。3. 辣椒洗净，去子，切丝；葱洗净，切丝；蒜切末；香菜洗净，切末；花生压碎。将全部材料加调料略拌一下，即可食用。

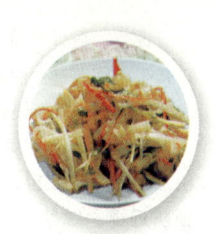

[什锦沙拉]

【材料】胡萝卜120克，土豆150克，小黄瓜100克，火腿40克，鸡蛋1个。

【调料】胡椒粉、白糖、盐、沙拉酱各适量。

【做法】1. 将胡萝卜洗净煮熟后切小块状；土豆洗净去皮切片，煮10分钟后捞出压成泥状。鸡蛋煮熟，蛋白切粒，蛋黄压碎。2. 将黄瓜洗净切小块，用少许盐腌渍10分钟；将火腿切成小块。3. 将土豆泥拌入胡萝卜块、黄瓜块、火腿块及蛋白块。最后，放入胡椒粉、白糖、沙拉酱拌匀，撒上碎蛋黄即可。

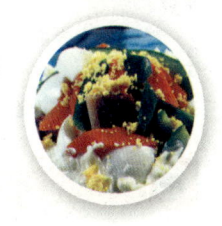

节令养生术——踏青

春暖花开的清明时分，外出踏青对人体是有诸多益处的。如穿林过涧呼吸新鲜空气，可清肺健脾，增强心肺功能；攀山越岭，可舒筋活络，防止关节老化；疾步快走，可促进血液循环，预防动脉硬化；举目远眺，可以开阔视野，延缓视力退化；通过消耗身体热量，可以促进胃肠蠕动，改善消化功能，增进食欲等。

而且，在气候适宜的春季，空气中的"长寿素"——负氧离子较多。据测定，在大城市的房间里，每立方厘米空气中只有40～50个负氧离子，郊野却有700～1000个，海滨和山谷则超过2000个。负氧离子对增进人体健康大有裨益，它不仅能杀死空气中的多种细菌，还可以调节大脑功能、促进血液循环和新陈代谢、提高人体抵抗力，还可以消除疲劳、振奋精神，并具有镇痛、镇静、镇咳平喘、降血压等功效，对于高血压、气喘病、神经衰弱、关节炎都有治疗作用。因此，也被称为"空气维生素"。

19

此外，野外春风和煦，光线适宜，使人产生一种非常舒适的感觉，由于紧张工作而产生的疲劳感觉，也会因此而消散。另外，可以使人的心跳和呼吸放慢，从而使心肺得到休息。

青山绿水也能给视觉带来一定的冲击力，对视力大有益处。置身于山水之间，放眼望去，会使眼内睫状肌松弛，眼球屈光调节机构放松，预防近视。绿色，对眼睛又是一种良性刺激，会使人视力敏锐，心境平静。

对于在室内蛰伏了一个冬季的老年人来说，踏青更是不错的选择。您可以徜徉游览，调剂神经，使大脑皮质中的兴奋和抑制过程得到改善，同时也可陶冶性情，健体强身。

节令中药

春季是万物复苏的季节，一些老病也开始复苏，如高血压、精神病、月经失调，在春天都是高发病，谓之犯老病。春天人们普遍容易肝气较盛，肝火旺人便急躁易怒，而高血压最忌发怒。特别是由于季节的关系，没有高血压的人，春天血压也会有所上升，高血压患者自然更要留神血压警报。

下面介绍几种可以防治高血压的药茶。

[二花茶]

【配方】菊花10克，槐花10克。

【做法】二味共放茶杯内，冲入沸水，加盖浸泡10分钟即可。边饮边加开水，每日1剂。

【功效】有清热散风、降压止血的作用，对早期高血压引起的头痛、头晕、目赤肿痛、眼底出血、鼻出血等效果较佳。

[山楂荷叶茶]

【配方】生山楂50克，荷叶15克，蜂蜜50克。

【做法】生山楂、荷叶共放锅中，加水1000毫升，用小火煎煮至300毫升左右，滤去渣，加入蜂蜜，倒入保温杯中代茶饮用，每天1剂。

【功效】山楂、荷叶均有扩张血管、降低血压、血脂的作用，又具有减肥的功效，对高血压、高血脂、冠心病兼身体肥胖者尤为适宜。

[二子茶]

【配方】决明子50克，枸杞子15克，冰糖50克。

【做法】将决明子略炒香后捣碎，与枸杞子、冰糖共放茶壶中，冲入适量沸水，盖焖15分钟代茶频频饮用，每天1剂。

【功效】有益肝滋肾、明目通便的功效，适宜于高血压引起的头晕目眩、双目干涩、视物模糊、大便干结等症状。

节令谚语

栽树不过清明节，栽松不让春晓得。

清明谷雨两相连，浸种耕种莫迟延。

清明难得晴，谷雨难得阴。

清明不怕晴，谷雨不怕雨。

清明宜晴，谷雨宜雨。

清明断雪，谷雨断霜。

清明无雨旱黄梅，清明有雨水黄梅。

清明一吹西北风，当年天旱黄风多。

清明北风十天寒，春霜结束在眼前。

清明起尘，黄土埋人。

清明冷，好年景。

二月清明你莫赶，三月清明你莫懒。

阴雨下了清明节，断断续续三个月。

雨打清明前，洼地好种田。

清明前后，点瓜种豆。

清明暖，寒露寒。

清明雾浓，一日天晴。

麦怕清明霜。

谷雨

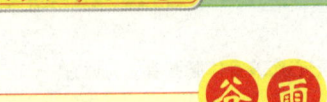

节令特点

谷雨，斗指癸。太阳黄经为30度。公历每年的4月20日前后为谷雨节气。谷雨，有"雨水生百谷"的意思，是二十四个节气中的第六个节气，也是春季的最后一个节气。常言道"清明断雪，谷雨断霜"，我国大部分地区的平均气温都在12℃以上。谷雨后的气温回升速度加快，从这一天起，雨量开始增多。

健康提示

谷雨节气的气温虽以晴暖为主，但早晚仍有时冷时热之时，因此早出晚归的人更应加倍小心地呵护自己。

饮食原则

谷雨是春季的尾声，从中医养生来说，仍以养肝为主。此节气中人体的消化功能正处于旺盛时期，正是身体受补益的大好时机。但不能像冬天一样进补，而应适当食用一些具有补血益气功效的食物，这样不但可以提高身体素质，还能为安度盛夏打下基础。

暮春季节，应多吃时令蔬菜，如香椿、菠菜、黄豆芽、韭菜等。

香椿的叶、芽能健胃、理气、止泻、润肤、减肥，能提高机体免疫力。

菠菜有补血止血、利五脏、通血脉、止渴润肠、滋阴平肝、助消化、清理肠胃热毒的功效。注意，菠菜中草酸含量较高，最好用开水焯一下再食用。

吃黄豆芽可提高蛋白质的利用率，能增强人体抵抗病毒的能力。

韭菜也是暮春时令食物，可补阳气，做黄豆芽时，就可以放些韭菜。

节令美食

[椿芽白肉]

【材料】猪肉（后腿二刀肉）400克，香椿芽150克，莴笋1根。

【调料】甜酱油、辣椒油各1大匙，蒜泥3大匙，盐、味精各适量。

【做法】1.猪肉刮洗干净，煮至八成熟，关火，再泡一下，使汤汁浸入肉内，捞出，斜刀片成长薄片。2.香椿芽氽烫，去根，横切成粒；莴笋洗净，去皮，切成长薄片，加少许盐拌匀，沥去水分，铺在盘底，再将肉片码放在笋片上。3.甜酱油、盐、味精、蒜泥、辣椒油拌匀，淋在肉片上，撒上香椿芽即成。

[酸辣拌]

【材料】红薯粉200克，菜心、黄豆芽各50克，葱1根，蒜末少许。

【调料】豆豉酱2大匙，辣椒油、醋、辣椒粉、花椒粉各1大匙，香油、酱油各1小匙，盐适量。

【做法】1.红薯粉泡发，煮熟，晾凉；葱切段，用刀拍破，菜心洗净，用手撕成小片；豆芽洗净，去根。2.将豆芽氽烫一下，捞出，待凉。3.红薯粉、菜心、豆芽放碗中，加入盐、酱油、醋、蒜末、葱段、豆豉酱、辣椒油、香油、花椒粉及辣椒粉，拌匀即成。

节令起居

谷雨后降雨增多，空气中的湿度逐渐加大，此时要通过人体内部的调节使内环境与外环境的变化相适应，保持正常的生理功能。早晚温差较大，外出应注意增减衣服。

谷雨为春季六节气之尾，随着气温升高，气候逐渐变暖，人的皮肤松弛，毛孔放大，皮肤末梢血管的供血量增加，这些导致中枢神经系统发生镇静、催眠样作用，使身体困乏。民间所称的"春困"，就是由于季节变化所引发的一种生理现象。此时，调整好睡眠，对春季养生极为重要。

节令养生术——荡秋千

关于秋千，古人说"打个秋千不腰疼"。常做倒退运动，能使平时很少活动的腰部活动开，可以用于预防、治疗腰椎间盘突出。而荡秋千时，身体正是随着秋千前后摆动，处在前进和后退急速变化的状态之间，这样，可以协调身体的平衡性，在快速变化中使腰部受到反复刺激，腹部肌肉有节律地收缩、放松，不知不觉中就增加了腰腹部力量。

从这方面说，荡秋千确实能起到避免腰疼的作用。因此，经常荡秋千的朝鲜族人，很多都身板儿硬朗，这与他们长时间荡秋千是分不开的。荡秋千要讲究方法：两手握绳手心相对，与胸口同高。两臂自然弯曲，荡者可站在或坐在板上。由后上方向前摆时，屈膝下蹲，前摆过垂直部位时，两腿蹬板，并逐渐伸直，向前送髋，挺腹；由前上方向后摆时，屈膝下蹲，后摆过垂直部位时，臀部向后上方提起，逐渐蹬直双腿；双手随前后摆荡而用力。荡秋千，主要靠腰部、臀部的力量向前、向后摆荡。

季节病防治

随着春天季节气温的变化，皮肤红疹患者也明显增加，大多是以皮肤出现红疹、皮肤过敏、荨麻疹等症状为主。荨麻疹可由多种原因引起，主要有：昆虫叮咬，冷、热、风、日光等的物理性刺激，花粉、荨麻等植物性刺激，食入鱼、虾、蟹等"发物"，注射血清、青霉素等药物，病灶感染或肠寄生虫感染产生的毒性物质刺激等。胃肠功能紊乱、内分泌功能失调、代谢障碍、神经精神创伤等也可引起荨麻疹。

皮疹红肿疼痛，属于热毒炽盛，湿热壅结，治宜凉血解毒，清热燥湿。

要治疗荨麻疹，首先要知道得的是什么类型，才好下药。

◎**风热型，多见于急性荨麻疹**。辨证为风热袭表，肺卫失宣，治以辛凉透表，宣肺清热，方以"荆防方"加减。

[荆防方]

【药物组成】 荆芥穗2钱,防风2钱,僵蚕2钱,金银花4钱,牛蒡子3钱,丹皮3钱,紫背浮萍2钱,干地黄3钱,薄荷1.5钱,黄芩3钱,蝉蜕1.5钱,生甘草2钱。

【方剂功效】 疏风解表,清热止痒。

◎**风寒型、多见于寒冷性荨麻疹**。辨证为风寒束表,肺卫失宣,治以辛温解表,宣肺散寒,方以"麻黄方"加减。

[麻黄方]

【处方】 麻黄3克,干姜皮3克,浮萍3克,杏仁5克,白藓皮15克,丹参15克,陈皮9克,丹皮9克,僵蚕9克。

【功能主治】 辛开腠理,和血止痒。主气血不足,卫外失固,腠理不密,玄府失固,风邪内侵,肌肤失养。

◎**阴血不足,血虚受风型、多见于慢性荨麻疹**。辨证为阴血不足,风邪束表,治以滋阴养血,疏散风邪。

◎**脾肺两虚、风寒束表型、多见于慢性荨麻疹**。辨证为脾肺两虚,卫气不固,治以健脾益肺,益气固表。

节令谚语

过了谷雨种花生。

三月多雨,四月多疸。

谷雨种棉家家忙。

棉花种在谷雨前,开得利索苗儿全。

谷雨有雨棉花肥。

谷雨有雨好种棉。

谷雨种棉花,能长好疙瘩。

清明早,小满迟,谷雨立夏正相宜。

清明高粱谷雨花,立夏谷子小满薯。

清明高粱接种谷,谷雨棉花再种薯。

清明麻,谷雨花,立夏栽稻点芝麻。

谷雨无雨,后来叟雨。

第三章 夏季

立夏

节令特点

每年5月5日或6日，太阳到达黄经45度为"立夏"节气。在天文学上，立夏表示即将告别春天，是夏天的开始。人们习惯上都把立夏当作是温度明显升高、炎暑将临、雷雨增多、农作物进入旺季生长的一个重要节气。

健康提示

立夏节气常常衣单被薄，即使体健之人也要谨防外感，一旦患病，不可轻易运用发汗之剂，以免汗多伤心。老年人更要注意避免气血瘀滞，以防心脏病的发作。故立夏之季，情宜开怀，安闲自乐，切忌暴喜伤心。

饮食原则

立夏之后，天气逐渐转热，饮食宜清淡。应以易消化、富含维生素的食物为主，大鱼大肉和油腻辛辣的食物要少吃，以免出现上火的痤疮、口腔溃疡、便秘等病症。清晨可食葱头少许，晚饭宜饮红酒少量，以畅通气血。具体到膳食调养上，应以低脂、低盐、多维生素、清淡为主。立夏以后的饮食原则是"春夏养阳"，而养阳重在"养心"。养心可以多喝牛奶，多吃豆制品、鸡肉、瘦肉等，既能补充营养，又可达到强心的作用。平时多吃蔬菜、水果及粗粮，可增加纤维素、维生素C和B族维生素的供给，能起到预防动脉硬化的作用。

养生菜单：多吃鱼、海参、芝麻、豆类、小米、玉米、红薯、核桃、山楂、洋葱、土豆、冬瓜、苦瓜、芹菜、芦笋、南瓜、香蕉、苹果等；少吃动物内脏、鸡蛋黄、肥肉、鱼子、虾和过咸的食物。

节令美食

[珍珠豆腐羹]

【材料】豆腐250克，鸡胸肉、水发海参、黄蛋糕、水发玉兰片、菠菜各20克，鸡蛋清1个。

【调料】盐少许，水淀粉50克，酱油10克，味精、香油各少许，高汤1碗。

【做法】1.鸡胸肉洗净切成0.5厘米见方的丁，加入鸡蛋清、盐、水淀粉拌匀；水发海参、黄蛋糕、玉兰片切成0.8厘米见方的丁；菠菜梗洗净切成丁，入沸水中略焯，捞出沥水。2.炒锅内油烧至五成热，放入鸡胸肉丁滑油捞出。3.锅内放入高汤，加入酱油、盐、味精，倒入鸡胸肉、海参、豆腐、黄蛋糕、水发玉兰片，沸后撇去浮沫，用水淀粉勾薄芡，淋香油出锅。

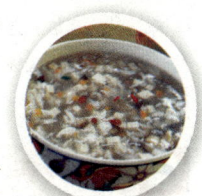

[肉末苦瓜条]

【材料】苦瓜300克，猪肉200克，青红椒100克，芽菜50克，姜末、葱末少许。

【调料】盐、料酒、香油、鸡精、豆瓣酱、白糖、酱油各适量。

【做法】1.将苦瓜洗净、去籽和蒂，切成条，加入盐腌30分钟；猪肉剁成肉末；红椒切成丝；芽菜切碎。2.锅内倒油烧至四成热，放入肉末，加料酒、豆瓣酱、葱末、姜末翻炒均匀，放入苦瓜条、芽菜末、青红椒丝，加入白糖、酱油、鸡精，淋上香油翻炒均匀。

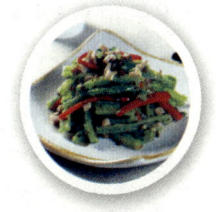

节令起居

夏季日长夜短，气温高，人体新陈代谢旺盛，消耗也大，容易疲劳。

因此，夏季保持充足的睡眠对于促进身体健康，提高工作、学习效率具有重要的意义。为了保证充足的睡眠，一是应做到起居有律；二是应注意卧室通风、凉爽；三是要保持平静的心境，力求"心静自然凉"；四是要有适当的午睡时间，夏季午睡可使大脑和身体各系统得到放松，有利于下午的工作和学习，也是预防中暑的有效措施。

随着气温的上升，人们外出归来往往喜欢冲冷水澡。由于人体在阳光下吸收了大量的热，冷水澡会使全身毛孔迅速闭合，热量不能散发而滞留体内，引起高热；还会因腹部毛细血管迅速收缩而引起供血不足，头晕目眩，重则还可引起休克。因此，最好的办法是让自己出汗，带走身上大量的热，然后再洗澡。

节令中药

随着立夏节气的到来，不少人开始考虑夏季养生的方法。我国古代医家认为，红小豆正是一种夏季养生防病的佳品。

红小豆具有很高的药用价值和良好的保健作用。中医学认为，红小豆性味甘平，具有清热解毒、健脾益胃、利尿消肿、通气除烦、补血生乳等多种功效，可治疗小便不利、脾虚水肿、小腹胀满、烦热口渴、脚气、乳汁不通、热毒痈肿等病。

明代大药物学家李时珍称红小豆为"心之谷"。中医认为，夏季对应五脏中的心，多吃红小豆可以养心。夏天，可用水煎频饮或蒸熟做豆馅制成豆包、点心经常服食。现代药理研究证明：红小豆含有皂草甙物质，具有通便、利尿和消肿作用，能解酒、解毒，对肾病和心脏病，均有一定疗效。在我国民间常用红小豆治疗各种疾病，且疗效确切。

红小豆可用于防治各种水肿，无论是心源性还是肾源性水肿，都可取红小豆配合一些利水的食材来治疗，如红小豆150克洗净，加适量水煮烂，加白糖调味，当茶饮；或用红小豆100克，鲤鱼1条，去鱼杂洗净，同入锅加水煮浓汤服用，每日一次；也可用红小豆100克洗净，冬瓜100克，洗净切片，同入锅熬汤喝，分3次饮完。

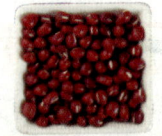

季节病防治

初夏时节注意预防细菌性痢疾(也称菌痢)，这是由痢疾杆菌引起的最常见的肠道传染病。除与苍蝇繁殖活动有关外，还与夏季气候适宜痢疾杆菌繁殖、天热人们喜欢吃生冷食品引起肠胃功能紊乱有关。控制菌痢的关键是早发现，早治疗；应搞好环境卫生、饮食卫生和个人卫生；加强对饮食、水源管理，消灭苍蝇，不吃生冷蔬菜，不吃不洁瓜果，不吃腐败变质或不新鲜的食物，养成饭前便后洗手的习惯。

很多人在夏天容易出现各种各样的胃肠道问题，其原因一方面是入夏后人体胃口自然变差，消化功能本来就随天气受影响；另一方面是人们贪凉，嗜好冰寒的食物，刺激肠胃，使胃受到强烈的低温刺激后，血管骤然收缩，血流量减少，从而影响胃肠道消化液的分泌，导致生理功能失调。很多老年人、儿童及消化功能不良者，往往容易在夏季出现腹部疼痛、胃炎等情况。

节令谚语

立夏种绿豆。

立夏不下，小满不满，芒种不管。

立夏不下雨，犁耙高挂起。

立夏雨少，立冬雪好。

立夏落雨，谷米如雨。

立夏日下雨，夏至少雨。

立夏小满田水满，芒种夏至火烧天。

立夏雨，涨大水。

立夏下雨，九场大水。

立夏晴，雨淋淋。

立夏日晴，必有旱情。

立夏小满青蛙叫，雨水也将到。

立夏不热，五谷不结。

立夏到夏至，热必有暴雨。

小满

节令特点

小满，其含义是夏熟作物的籽粒开始灌浆饱满，但还未成熟。每年5月21日或22日，视太阳到达黄经60度时为小满。从小满开始，北方大麦、冬小麦等夏收作物已经结果，籽粒渐见饱满，约相当乳熟后期，因此命名。

健康提示

小满节气正值五月下旬，气温明显增高，如若贪凉卧睡，必将引发风湿症、湿性皮肤病等疾病。小满节气是收获的前奏，也是炎热夏季的开始，更是皮肤病尤其是"风疹"的高发期。因此，在这个时节应多加注意天气变化，不要着凉受湿引发疾病。

饮食原则

小满节时，饮食调养上宜以清爽清淡的素食为主，常吃具有清利湿热作用的食物，如红小豆、薏苡仁、绿豆、冬瓜、丝瓜、黄瓜、黄花菜、水芹、荸荠、黑木耳、藕、胡萝卜、西红柿、西瓜、山药、鲫鱼、草鱼、鸭肉等；忌食甘肥滋腻，生湿助湿的食物，即动物脂肪、海腥鱼类、酸涩辛辣、性属温热助火之品及油煎熏烤之物，如生葱、生蒜、生姜、芥末、胡椒、辣椒、茴香、桂皮、韭菜、茄子、蘑菇、海鱼、虾、蟹各种海鲜发物、牛、羊、狗、鹅肉类等。

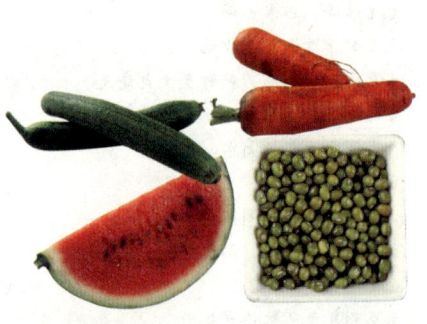

节令美食

[带丝拌银芽]

【材料】绿豆芽、海带丝各100克,胡萝卜30克,葱丝、红椒丝各少许。

【调料】盐适量,蚝油2大匙,香油1大匙,味精、花椒油、醋各少许。

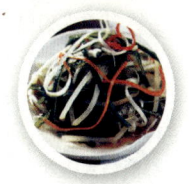

【做法】1.海带丝加盐揉搓后,洗去黏液,氽烫后捞出沥干,晾凉,切成长段;绿豆芽去根部,氽烫,捞出晾凉;胡萝卜去皮洗净,切丝。2.将处理好的丝装入盘中,加入所有调料拌匀,撒葱丝、红椒丝点缀即可。

[红小豆粥]

【材料】大米、红小豆各半杯,绿豆1/3杯。

【调料】冰糖适量。

【做法】1.红小豆、绿豆分别洗净,事先浸水半天;大米洗净沥干。2.煮滚12杯水,放入红小豆煮20分钟后,加入绿豆、大米续煮30分钟,加入冰糖调味即可。

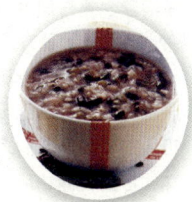

节令起居

由于夏天日长夜短、天气炎热,早上鸟鸣蝉噪,夜间蚊叮蝇爬,加之暑热袭人,人们往往夜间入睡迟,早上醒得早,不仅睡眠时间短,而且睡眠质量也不高,这就更需要通过午睡来补充夜间睡眠的不足。况且,由于中午是一天中最热的时候,人们中暑大多发生在中午前后,此时若能来个午睡,放松静养一下,会降低中暑的病发率。

午睡虽不是主要睡眠,且时间短暂,但它所产生的效应却不容忽视。午睡不但有利于补足必需的睡眠时间,使身体得到充分的休息,而且对改善脑部血供系统的功能、增强体力、消除疲劳、提高午后的工作效率具有良好的作用,同时午睡还具有增强机体防护功能的作用。此外,有资料显示,午睡还可大大降低脑出血的发病概率。

节令养生术——游泳

随着人们健身意识的提高，游泳健身已成为当今时尚。众所周知，生命在于运动，而运动的方式很多，但游泳与其他运动不同，它不像其他运动那样单调，而是一种凭借人体自身力量在水中运动的过程，并根据个人体能可快可慢、可紧可松。游泳是一项有氧运动，也是唯一一项从头至脚都能得到锻炼的运动。游泳不仅深受年轻人的喜爱，也非常适合老年人锻炼，还可作为医疗康复的辅助治疗。

长期从事游泳锻炼，不仅能有效地防治颈椎、肩肘、关节、呼吸道及心肺疾病，并能使心脏体积呈现明显的运动性增大，收缩更加有力，血管壁增厚、弹性加大，而且在调节人体功能、增强人体免疫力、促进新陈代谢、强壮筋骨等方面都胜过药物作用。

长期坚持游泳锻炼有助于治疗老年心血管病。游泳使老年人恢复呼吸肌的力量，提高呼吸深度，增加肺活量，有助于预防呼吸系统疾病；游泳可提高体温调节的功能，增强对气候变化的适应能力；游泳可改善血液循环，提高代谢功能，增强肌肉力量和关节的灵活性。心脏病学专家指出，游泳能减少心脏病发病概率，因为游泳有加强心肺功能的效果。成年人的心跳数可通过持续游泳减少，缺乏运动的成年人心率每分钟70～75次，经常游泳者可减至每分钟40～50次。建议每周游泳3～4次，每次半小时，但患有心脏病的人不宜游泳。

由于游泳消耗体力较大，对于游泳的老年人来说，动作的幅度和频率也是应该注意的。一般老年人的动作较年轻人迟钝，所以在游泳时动作以缓慢为好，然后逐渐延长游泳的时间和距离。

季节病防治

每逢夏天，有人常把剩饭菜加热后吃，哪知很快就出现腹痛、腹泻和呕吐等症状，这是由沙门氏菌和葡萄球菌引起的。其实，即使病菌能被高温杀死，但是它们排出的毒素仍然存在，还会随污染了的食物毒害人体，导致腹痛腹泻。呕吐和腹泻是人体的一种保护机能，借此将病菌和毒素排出体外。轻者口服一些收敛药物，吐完泻完也就日渐痊愈；重者要用抗生素类药物，甚至需要住院进行治疗。

常见的腹泻是由痢疾杆菌引起的，医学上称作急性细菌性痢疾。一旦患了这种急性痢疾要及时治疗。若治疗不彻底，就容易转变成慢性痢疾，到那时，根治起来就比较困难了。

另有一种中毒型菌痢，最初一两天内可能不腹泻，但病情严重，甚至出现抽筋、血压下降等症状。这就必须赶快送往医院抢救。

还有一种阿米巴痢疾，粪便呈果酱状，散发出浓烈的腐败臭气。腹泻伴随腹痛，阵阵出现；须把患者粪便送医院在显微镜下检查，找出阿米巴原虫，方能确诊，而后对症下药治疗。切不要自己随意买药服用。

预防腹泻的根本办法在于饮食要清洁卫生。食物饮料必须防蝇、防虫、防蟑螂。剩饭菜要当时回锅、高温灭菌后冷藏；如果食物腐败变质，就不要再吃了。饭前饭后要洗手、便前便后更要洗手。用餐后应及时清洗消毒杯盘碗筷，生吃果蔬一定要消毒洗净。

节令谚语

小满小满，麦粒渐满。

小满未满，还有危险。

小满小满，还得半月二十天。

小满不满，芒种开镰。

小满天天赶，芒种不容缓。

小满十八天，不熟自干。

小满十八天，青麦也成面。

小满谷，打满屋。

小满十日见白面。

小满割不得，芒种割不及。

小满桑葚黑，芒种小麦割。

麦到小满，稻(早稻)到立秋。

小满暖洋洋，锄麦种杂粮。

芒种

节令特点

每年的6月5日左右为芒种,太阳到达黄经75度。芒种,即麦类等有芒作物成熟的时期,抢收十分急迫,也正是夏播作物播种最忙的季节。

健康提示

在我国的江西省有谚语:"芒种夏至天,走路要人牵;牵的要人拉,拉的要人推。"短短几句话,反映了夏天人们的通病——懒散。其原因是夏季气温升高,空气中的湿度增加,体内的汗液无法通畅地发散出来,即热蒸湿动,湿热弥漫,人身之所及,呼吸之所受,均不离湿热之气。所以,暑令湿胜,使人感到四肢困倦,萎靡不振。因此,在芒种节气里,人们要注意增强体质,避免季节性疾病和传染病的发生,如中暑、腮腺炎、水痘等。

饮食原则

芒种的饮食调养应以清补为原则,此时要多食蔬菜、豆类、水果,如菠萝、苦瓜、西瓜、荔枝、杧果、绿豆、红小豆等。这些食物含有丰富的维生素、蛋白质、脂肪、糖等,不但供给人体所必需的营养物质,还可提高机体的抗病能力。

当人体大量出汗后,不要马上喝过量的白开水或糖水,可喝些果汁或糖盐水。要防止血钾过分降低,适当补充钾元素还有利于改善体内钾、钠平衡。粮食以荞麦、玉米、红薯、大豆等含钾较高;水果以香蕉含钾最高;蔬菜以菠菜、苋菜、香菜、油菜、甘蓝、芹菜、大葱、青蒜、莴苣、土豆、山药、鲜豌豆、毛豆等含钾较高。

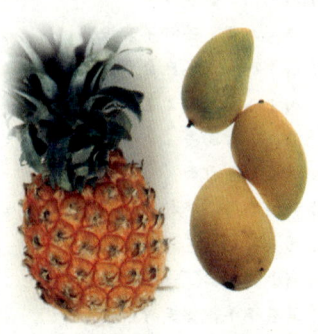

节令美食

[凉拌菠菜蛋皮]

【材料】菠菜300克,鸡蛋2个,葱丝、姜丝各适量。

【调料】盐、味精、水淀粉、花椒、香油各适量。

【做法】1. 菠菜择去老叶,劈开,洗去泥沙,捞出控水。
2. 鸡蛋磕碗中,加盐、水淀粉搅匀,摊成蛋皮,切丝。
3. 菠菜汆烫软,捞出,放冷水中过凉,挤净水分,加盐、味精、葱丝、蛋皮丝、姜丝拌匀。少许香油小火烧热,加花椒煸炒出香味,捞出花椒,将花椒油淋浇在菠菜上即成。

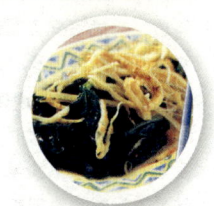

[蟹柳拌紫甘蓝]

【材料】玉米笋1罐,黄瓜50克,蟹棒50克,紫甘蓝50克,红椒块少许。

【调料】盐半小匙,味精半小匙,葱油1小匙。

【做法】1. 将罐装玉米笋倒出,沥净水分,然后用清水冲洗干净。2. 黄瓜、紫甘蓝用清水冲洗干净,黄瓜切条,紫甘蓝切丝。3. 把玉米笋、蟹棒放入沸水中汆烫一下,捞出冲凉,备用。将玉米笋、紫甘蓝丝、黄瓜条、红椒块和蟹棒加入调料拌匀即可。

节令起居

起居方面,要晚睡早起,适当地接受阳光照射(避开太阳直射,注意防暑),以顺应阳气的充盛,利于气血的运行,振奋精神。夏日昼长夜短,中午小憩可助缓解疲劳,有利于健康。芒种过后,午时天热,人易出汗,衣衫要勤洗勤换。为避免中暑,芒种后要常洗澡,这样可使皮肤疏松,"阳热"易于发泄。但须注意一点,在出汗时不要立即洗澡。中国有句老话,"汗出不见湿",若"汗出见湿,乃生痤疮。"

节令中药

夏季,随着一阵阵热浪袭来,人们出汗多,容易引发头晕脑胀、失眠

35

心悸、食欲不振和乏力等症状,需要及时补充水分。茶文化在中国由来已久,如果能根据每个人的体质不同,选用三四味中药沏茶调理,对于改善体质、防病治病会起到事半功倍的效果。在这里,将人群分为四类体质,对症开出四种中药泡茶,建议经常饮用。

>> 阴虚火旺型:建议养阴清热

阴虚火旺体质的人表现为舌红少苔、口鼻干燥、手足心热、烦热头晕、心慌失眠,这类人在干热少雨的夏季症状容易加重。

推荐药茶:麦冬15克,生栀子10克,沙参10克。

加减:上火咽痛者去生栀子,加射干、板蓝根,尿黄小便不利者加白茅根、竹叶,头晕者加菊花,口舌生疮者加莲子心、金银花,睡眠不好者加苦丁茶。苦丁茶具有清心火、安神降脂的作用,可对抗茶碱的兴奋作用。一般来说,睡眠不好的人不宜喝茶,如特别喜欢喝茶,可在茶叶中加苦丁茶。

>> 肝阳上亢型:建议平肝潜阳

这类人群常出现头晕耳鸣、烦躁易怒、血压升高、面时潮红、失眠多梦、口苦口干症状,持续高温天气可加重症状。

推荐药茶:杭菊花10克,天麻3克,钩藤10克。

加减:视物不清或大便秘结者加决明子,血脂高、肥胖者去菊花,加泽泻、生山楂,头晕目赤者加槐米。一般人习惯在泡茶时加点枸杞,对于阴虚火旺和肝阳上亢者来说,冬春秋三季都可以用些,但是夏季不宜久服。

>> 痰湿热盛型:建议祛痰化湿

这类体质的人表现为舌苔厚腻、头晕胸闷、食欲不振,常在高温、阴雨连绵的气候中症状加重。

推荐药茶:茵陈10克,天竺黄12克,厚朴10克。

加减:头晕较重者加菖蒲,胃中泛恶者去茵陈,加藿香、佩兰,反复尿路感染者去厚朴,加车前草、淡竹叶,便秘者加大黄。如长期湿热恋不愈,可加薏仁、泽泻。这类祛痰湿药大多可降低血液黏度,具有改善微循环的作用。使用时可于砂锅内加水1500毫升稍加煎煮，取汁弃渣，将汁倒入杯内，加适量冰糖分次服用。

>> **气虚血瘀型：建议补气化瘀**

这类人群的症状为少气无力、食欲不振，同时舌体胖大有齿印、舌质暗淡。当出汗过多、津液丧失时，会导致血液黏度升高，症状加重。

推荐药茶： 当归15克，黄芪15克，麦冬15克。

加减： 头晕重者加葛根，此药可选择性改善心脑血管微循环，可长期服用。心前区疼痛、舌质紫暗者加赤芍，不仅可凉血化瘀，还有清热解毒的作用。

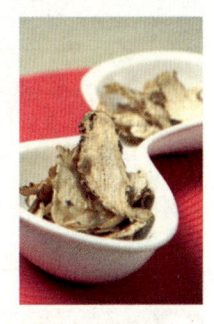

节令谚语

芒种火烧天，夏至雨涟涟。

芒种火烧天，夏至水满田。

芒种火烧天，夏至雨淋头。

芒种不下雨，夏至十八河。

芒种雨涟涟，夏至火烧天。

芒种雨涟涟，夏至旱燥田。

芒种夏至是水节，如若无雨是旱天。

芒种夏至，水浸禾田。

芒种落雨，端午涨水。

芒种夏至常雨，台风迟来；芒种夏至少雨，台风早来。

芒种夏至天，走路要人牵。

芒种怕雷公，夏至怕北风。

芒种打雷是旱年。

芒种节到，夏种忙闹。

四月芒种如赶仗，误了芒种要上当。

芒种热得很，八月冷得早。

芒种怕雷公，夏至怕北风。

夏至

节令特点

每年的6月21日或22日为夏至日,太阳到达黄经90度。此时太阳直射北回归线,是北半球一年中白昼最长的一天,南方各地从日出到日落大多为14小时左右。夏至这天虽然白昼最长,太阳角度最高,但并不是一年中天气最热的时候。

健康提示

夏季要神清气和、心胸宽阔、精神饱满,对外界事物要有浓厚的兴趣,培养乐观外向的性格,以利于气机的通泄,即"心静自然凉"。每日温水洗澡,睡眠时不宜开电扇送风,有空调的房间,室内外温差不宜过大,更不宜夜晚露宿。

夏季运动最好选择在清晨或傍晚天气较凉爽时进行,场地选择在空气新鲜的地方,锻炼的项目以散步、慢跑、太极拳、广播操为好,不宜做过分剧烈的运动。出汗过多时,可适当饮用淡盐开水或绿豆盐水汤,切不可饮用大量凉白开;更不能立即用冷水冲头、淋浴,否则会引起寒湿痹证、黄汗等多种疾病。

饮食原则

夏季饮食宜清淡不宜肥甘厚味,要多食杂粮以寒其体,不可过食热性食物,以免助热;冷食瓜果当适可而止,不可过食,以免损伤脾胃;厚味肥腻之品宜少勿多,以免化热生风,激发疔疮之疾。中医认为夏至宜多食酸味,以固表,多食咸味以补心,味苦之物能助心气而制肺气。

夏令饮食有三鲜:地上三鲜为苋菜、蚕豆和杏仁,树上三鲜为樱桃、梅子和香椿。

家庭常见夏季时令菜有:凉拌莴笋、奶油冬瓜球、兔肉健脾汤、西红柿炒鸡蛋等。有清热解毒、生津除烦、健脾益气的功效。

有些地区吃红枣烧鸡蛋和黄芪炖鸡,以滋补身体,为投入紧张的秋季农业劳动做准备。还有些地区在夏令饮食中有吃大葱、大蒜的习俗,防治痢疾等肠道疾病。

西瓜、绿豆汤、乌梅小豆汤等虽为解渴消暑之佳品,但不宜冰镇食之。

节令美食

[银耳拌冬瓜]

【材料】冬瓜250克,银耳20克。

【调料】香油、盐、味精各适量。

【做法】1. 冬瓜去皮洗净,切片,入沸水中氽烫熟,捞出沥水。2. 银耳用水泡后,用开水略烫后撕开。3. 将冬瓜片和银耳一同放入大碗。加入香油、盐、味精拌匀即成。

[杏仁拌三丁]

【材料】杏仁100克,西芹200克,黄瓜1根,胡萝卜适量。

【调料】盐、味精、香油各适量。

【做法】1. 杏仁洗净;黄瓜、西芹、胡萝卜均洗净切成丁。2. 水烧开,放杏仁、西芹、胡萝卜丁氽烫,捞出冲凉。3. 再加入黄瓜丁、盐、味精、香油拌匀即可。

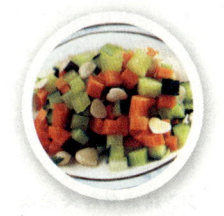

节令起居

气温逐渐升高,不少人换上了夏装,专家提醒,放置了近一年的夏装一定要洗过晒过再穿。

年轻人缺乏生活经验,总认为衣服是去年洗好后放在衣柜里的,干干净净没有问题,所以从衣柜里拿出来直接就穿在身上。事实上,放了一年的衣物上很可能滋生了大量的螨虫,而且夏季的衣物基本都是贴身穿的,不洗不晒就穿,很容易感染螨虫。

阳光是天然的消毒剂,紫外线可以杀灭螨虫、细菌和病毒等多种有害物质。晒的最好时间是上午10点到下午4点，尤其是中午12点到下午3点紫外线功效最强的时间段。晒的时间不用过长，一般3个小时就能起到作用。另外还要经常开窗，保持室内通风、透光、干燥。

除贴身衣物外，不管是长期存放还是正在使用的床上用品都很容易滋生螨虫。即使是干净的被子，三个月以上没有晒过里面也会有螨虫。所以，被子、床垫以及沙发靠垫等都需要经常晾晒。

节令中药

夏季来临，暑气逼人，痛痛快快地洗个澡，顿感神清气爽。如果能在水中加一些药物，不但会让人觉得浑身凉爽，而且有养生保健、健身美容、消暑祛热的功效。

>> 草药浸泡法

直接在洗澡水中加入干燥的花瓣、青草，有特殊的气味和优雅的气氛。最常用的花瓣是玫瑰花，最常用的草药是香茅草叶与艾叶。其他有芳香味的花草都可以作为药浴的材料，如薄荷等。

要注意的是，水温太低的话，无法让草药的有效成分释出。可先将这些草药加水熬煮，提取浓汁，倒入澡盆中，加水调到适当温度即可浸泡，适用于筋骨酸痛等慢性病。

>> 精油稀释浸泡法

不同的精油有不同的香味，可营造出不同的气氛，如果把这些有香味的挥发性精油倒入水中泡澡，可以调节情绪、舒缓身心。

>> 熏蒸药浴法

使用加热设备让药气蒸发，熏蒸身体。人坐在玻璃纤维的罩子中，仅露出头部，蒸发浓缩中药液或挥发性精油，产生芳香蒸汽烟雾，起到熏蒸的作用。

下面推荐几种简便易行的药浴配方：

◎ **金银花浴**：用金银花15克煎水，去渣过滤后兑入洗澡水中，浸泡20分钟并反复搓洗。不仅能有效防治痱子，而且能祛毒除燥，使人倍感气舒神爽。

◎**杭菊花浴**：用杭菊花30克煎水，去渣过滤后兑入洗澡水中，浸泡20分钟并反复搓洗。具有解暑、明目、清火、醒脑之功，最适宜脑力劳动者洗浴。

◎**醋浴**：在洗澡水中加入少许醋，趁热反复搓洗，洗后浑身顿感舒服异常。皮肤粗糙者常用醋水洗澡，皮肤会变得光滑细嫩。

◎**绿豆汤浴**：取绿豆250克煎煮成汤，去渣过滤后兑入洗澡水中，浸泡15分钟并反复搓洗。可祛火明目，解暑除烦，浴后凉爽轻快。

◎**西瓜浴**：将西瓜捣烂取汁涂抹在身上或将西瓜皮直接搓擦身体各部位10分钟，然后用温水冲洗干净。不仅可防治痱子，而且能使皮肤光滑如玉。

◎**人丹浴**：在浴盆(缸)中放入人丹3～5克(小儿减半)后倒水，搅拌使人丹溶解后在水中浸泡10分钟，反复搓洗。具有消暑祛热、提神之奇效，使人感到皮肤沁凉，神志舒畅。

◎**风油精浴**：在洗澡水中加几滴风油精，洗后使人顿感浑身凉爽舒畅，精神倍增，而且可防治痱子。

节令谚语

日长长到夏至，日短短到冬至。

不过夏至不热。

夏至三庚数头伏。

夏至有雷三伏热。

进入夏至六月天，黄金季节要抢先。

夏至见春天，有雨到秋天。

头伏萝卜二伏菜，三伏还能种荞麦。

夏至棉田草，胜如毒蛇咬。

清明高粱小满谷，芒种芝麻夏至豆。

谷雨好种姜，夏至姜离娘。

夏至东风摇，麦子坐水牢。

芒种西南风，夏至雨连天。

夏至狗，无处走。

小暑

节令特点

每年7月7日或8日视太阳到达黄经105度时为小暑。暑,表示炎热的意思,小暑为小热,还不太热,全国大部分地区基本符合。

健康提示

小暑节气是人体阳气最旺盛的时候。"春夏养阳",所以人们要注意劳逸结合,保护人体的阳气。"热在三伏",因此,小暑时节,人们应当少外出以避暑气。

饮食原则

民间度过伏天的办法,就是吃清凉消暑的食品。俗话说"头伏饺子二伏面,三伏烙饼摊鸡蛋"。这种吃法便是为了使身体多出汗,排出体内的各种毒素。天气热的时候要喝粥,用荷叶、土茯苓、扁豆、薏米、猪茯苓、泽泻等材料煲成的消暑汤或粥,或甜或咸,非常适合此节气食用。多吃水果也有益防暑,但是不要食用过量,以免增加肠胃负担。

节令美食

[薏仁绿豆粥]

【材料】大米150克,绿豆30克,薏仁20克。

【调料】山楂、陈皮各5克,蜂蜜适量。

【做法】1.薏仁淘洗干净,放入水中泡一夜备用。2.绿豆、大米洗净用水泡30分钟;山楂、陈皮洗净装入纱布袋内备用。3.薏仁放入锅中加水煮20分钟,再放入绿豆、大米、纱布袋(内有山楂、陈皮),加水继续煮至成粥。最后加

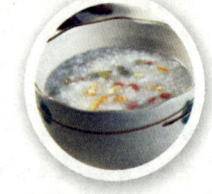

入蜂蜜调好味道即可。

[腐皮银杏粥]

【材料】大米100克，腐皮100克，银杏50克，枸杞少许。

【调料】无。

【做法】1. 大米淘洗干净，浸泡30分钟。2. 腐皮用温水清洗后切成丝状；银杏去壳、去芯备用。3. 将上述材料一同入锅，大火煮沸后转小火熬成稠粥，加入枸杞即可。

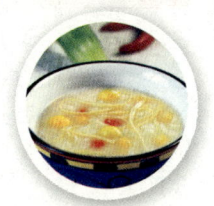

节令养生术——摇扇子

在炎热的夏天，老年人若经常手摇扇子，不仅可以消暑，还能起到健身防病的作用。

>>摇掉肩周炎

摇扇子是一种需要手指、腕和局部关节肌肉协调配合的上肢运动。在天热的时候经常摇扇子，正是对上肢关节肌肉的锻炼，可以促进肌肉的血液循环，增强肌肉力量和各关节协调配合的灵活性。

>>远离热中风

热中风是盛夏季节的一种常见病，与使用空调不当关系很大。若装有空调的房间温度调得太低，与外界气温相差悬殊，频繁出入房间，忽冷忽热，会使中老年人尤其是患有高血压、动脉硬化的中老年人脑部血液循环障碍而发生脑中风。而摇扇子可以减少使用空调时间，且对脑血管也是一种锻炼。

摇扇子是一种单侧肢体运动，不仅可锻炼肢体的关节肌肉，还可锻炼大脑血管的收缩与舒张功能。有学者研究发现，中风患者中，大部分是在右脑半球微血管破裂出血，而多数中老年人的脑萎缩却发生在左半脑。这是由于一般人长期习惯使用右手，左手运动较少，造成左脑半球锻炼有余而右脑半球锻炼不足造成的。

因此，老年人在热天应有意识地用左手摇扇，通过加强左手运动，活化右脑，改善左侧肢体的灵活性和肌体萎缩，还可以增强右脑半球血管的弹性，减少脑血管疾病的发生。

季节病防治

酷暑难耐，很多人会选择躲在冷气充足的室内度过炎炎夏日。而这又会带来新的隐患，那就是——空调病。发生的原因主要有两点：

第一，人们由于每天多次出入冷气环境，这样人体多次经受冷适应的条件反射，促使交感神经对肾上腺素的大量分泌，无形中给心脏增加了负担。

第二，久处冷气环境中的人，一旦进入炎热的自然环境时，体内就要发生一系列的生理反应。除体温迅速上升外，皮肤也开始出汗，而带汗的皮肤又往往粘有许多细菌。当人们再回到冷气环境中时，皮肤和血管马上收缩，细菌很容易利用张开的毛孔进入人体内而引起感染。

鉴于上述情况，人们在酷暑一定不要贪凉，谨防空调病的发生。办法是：

◎室内外的温差不宜太大，以不超过5℃为好。室内温度不低于25℃。

◎入睡时，最好关上空调；有条件时要常使室内空气与外界空气流通。

◎当在室内感觉有凉意时，一定要站起来适当活动四肢和躯体，以加速血液循环。

◎若患有冠心病、高血压、动脉硬化等慢性病，尤其是老年人和患关节病的人，不要长期待在冷气环境里。

节令谚语

小暑热得透，大暑凉飕飕。

小暑怕东风，大暑怕红霞。

小暑凉飕飕，大暑热熬熬。

小暑过热，九月早冷。

小暑热过头，九月早寒流。

小暑热过头，秋天冷得早。

小暑大暑不热，小寒大寒不冷。

小暑不见日头，大暑晒开石头。

大暑

节令特点

每年的7月23日或24日,太阳到达黄经120度,时至大暑。大暑是一年里最热的时候,要注意防中暑。大暑是农历二十四节气中的第十二个节气。《月令七十二候集解》上说:"暑,热也,就热之中分为大小,月初为小,月中为大,今则热气犹大也。"

健康提示

"稻在田里热了笑,人在屋里热了跳。"盛夏高温对农作物生长十分有利,但对人们的工作、生产、学习、生活却有着明显的不良影响,防暑降温尤其重要。大暑是阴暑的多发节气,阴暑多是因为贪凉、露宿太过、久卧空调房、通宵开电扇、汗后冷水淋浴、大量饮用生冷甜腻食品引起的。

饮食原则

暑天,运用饮食的营养作用养生益寿,是减少疾病、防止衰老的有效保证。夏季的饮食调养以暑天的气候特点为基础,由于夏令气候炎热,易伤津耗气,因此常可选用药粥滋补身体。著名医家李时珍尤其推崇药粥养生,他说:"每日起食粥一大碗,空腹虚,谷气便作,所补不细,又极柔腻,与肠胃相得,最为饮食之妙也。"药粥对老年人、儿童、脾胃功能虚弱者都是适宜的。所以,古人称"世间第一补人之物乃粥也""日食二合米,胜似参芪一大包"。可见粥养对人之重要。药粥虽说对人体有益,但也不可通用,要根据每人的体质、疾病,选用适当的药物,配制成粥方可达到满意的效果。

大暑时节,脾脏旺盛,肝肾处于衰弱状态,饮食上要继续益肝补肾,养肺滋心。宜食苦瓜、莲藕等清热消暑的食物,忌食太多生冷凉食和辛辣香燥的食品,忌酒、葱、蒜等刺激性食物。

节令美食

[秀菊苦瓜]

【材料】苦瓜300克,食用菊花1朵。

【调料】盐1小匙,味精、鸡精各半小匙。

【做法】1.苦瓜去蒂、去籽,洗净切条,入沸水中汆烫,捞出晾凉,沥干水分。2.油锅烧热,将苦瓜条滑炒至熟,加调料调好味,装盘,撒菊花花瓣即可。

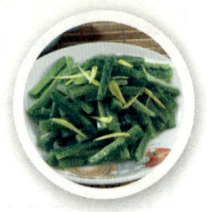

[荷叶莲藕炒豆芽]

【材料】鲜荷叶200克,水发莲子50克,鲜藕100克,绿豆芽150克。

【调料】盐、水淀粉、味精各适量。

【做法】1.将藕去皮洗净切成丝;水发莲子与荷叶加水煮汤备用;绿豆芽淘洗干净。2.锅内放油烧热,放藕丝煸炒至七成熟,再加入莲子、绿豆芽稍翻炒。3.放入荷叶莲子汤适量,煮开后加盐、味精调味。水淀粉勾薄芡即可。

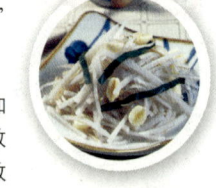

节令起居

此节气中,炎热的程度到达高峰。中暑人数明显增多,当出现持续6天以上最高气温大于37℃时,中暑人数会急剧增加。天气太热,人们要以预防为主,常收听当地天气预报是十分必要的。在家也好,外出活动也好,应巧妙地避开最高气温时间段。中暑的诱发因素很复杂,但主要原因还是气温高。此节气是心血管疾病、肾脏及泌尿系统疾病患者的一大危险关头,所以有心脏病、糖尿病和前列腺炎等患者,在此节气中要格外小心。

节令中药

正值大暑时节,一年中最热的时候。盛夏的高温环境易引发人体体温调节功能紊乱的急性疾病,即中暑。中医认为,夏季感受暑热病邪是引起中暑的外因,而正气不足则是导致外邪入侵的内因。本病的治疗以清暑泄热为基本治法，同时未病先防也很重要。下面就介绍几种预防中暑的中药制剂和中药冷饮，供大家参考选用。

>> 预防中暑的中药制剂

◎**西洋参制剂（胶囊或含片、切片）**：针对气阴虚弱体质，即平素体虚乏力、口干咽干，或各种病后体虚者，具有益气养阴之功效。

◎**藿香正气软胶囊、藿香正气滴丸等**：针对胃肠不调体质，具有和胃清暑化湿的功效。

◎**人丹、十滴水**：针对先兆中暑者，即高温环境下出现头痛、头晕、口渴、多汗、四肢无力、注意力不集中、动作不协调等症状，体温正常或略有升高，此类药物具有清暑醒神的功效。但须注意，人丹中含有朱砂，不可超量服用，以防汞中毒。

◎**丹参片**：针对血瘀体质者，即平素有心血管疾病或血脂异常症、高黏滞血症者，具有活血化瘀的功效。

节令谚语

大暑热不透，大热在秋后。

大暑不暑，五谷不起。

大暑无酷热，五谷多不结。

大暑连天阴，遍地出黄金。

大暑大雨，百日见霜。

大暑小雨，淹死老鼠。

大暑展秋风，秋后热到狂。

小暑吃黍，大暑吃谷。

小暑大暑，有米不愿回家煮。

大暑不割禾，一天少一箩。

大暑深锄草。

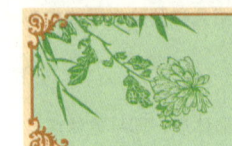

第四章 秋季

立秋

节令特点

每年8月7日或8日视太阳到达黄经135度时为立秋,又称交秋。秋是肃杀的季节,预示着秋天的到来。历书曰:"斗指西南维为立秋,阴意出地始杀万物,按秋训示,谷熟也。"从这一天开始,天高气爽,月明风清,气温由热逐渐下降。有谚语说:"立秋之日凉风至",即立秋是凉爽季节的开始。

健康提示

由于盛夏余热未消,立秋素有"秋老虎"之称。这种炎热的气候,往往要延续到九月的中下旬,之后天气才真正能凉爽起来。故此,在这个节气中仍要注意防暑降温。

饮食原则

中医认为,酸味收敛肺气,辛味发散泻肺,而秋天宜收不宜散,所以此时要尽量少吃葱、姜等辛味之品,适当多食酸味果蔬。

《饮膳正要》记载:"秋气燥,宜食麻以润其燥,禁寒饮"。更有主张入秋宜食生地粥,以滋阴润燥者。总之,秋季时节,可适当食用芝麻、糯米、粳米、蜂蜜、枇杷、菠萝、乳品等柔润食物,以益胃生津。

节令美食

[白玉豌豆粳米粥]

【材料】粳米100克，豆腐200克，豌豆50克，胡萝卜半根。

【调料】盐1小匙。

【做法】1.粳米洗净，清水浸泡1个小时；豆腐切小块；豌豆洗净。2.胡萝卜洗净，入锅煮熟，捞出切丁。3.锅内放入清水烧开，将粳米、豌豆、胡萝卜、豆腐一起下锅，待再沸后，转小火煮成粥，加盐调味即可。

[菠萝咕老肉]

【材料】瘦猪肉500克，青椒、洋葱各100克，菠萝罐头1瓶，鸡蛋1个，面粉适量。

【调料】番茄酱、醋、盐、糖、料酒各适量。

【做法】1.瘦肉洗净切成小块用鸡蛋拌匀后裹上面粉。2.把青椒和洋葱洗净切成圈。3.锅内放油，用小火加热，放入瘦肉炸至金黄捞出，稍放，再复炸一次即可。4.把番茄酱、料酒、盐、糖、醋兑成酸甜汁。5.放入洋葱和青椒翻炒。放入酸甜汁，稍微加点水，再炒一下，青椒熟后，下菠萝罐头，再加入炸好的瘦肉炒熟即可出锅。

节令起居

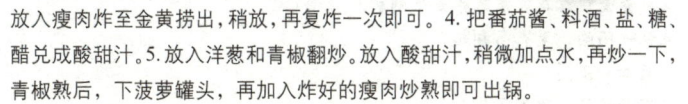

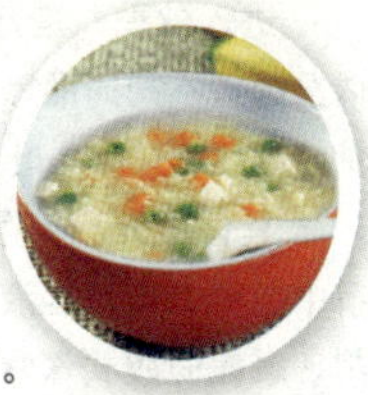

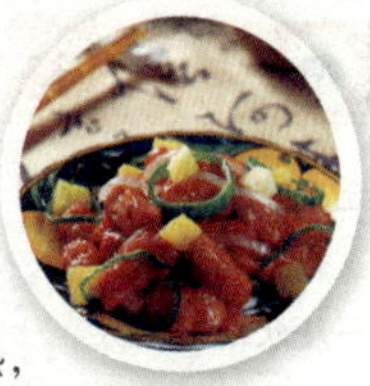

立秋是凉爽季节的开始。经过一个炎炎夏日，抗暑消耗的体力需增加营养补充，人体必须要休息。传统医学认为：人体的生理活动要适应季节的变化。因此，秋季必须注意保养内守之阴气，凡起居、精神、运动等方面调摄皆要注意"养收"。应开始"早卧早起，与鸡俱兴"，早卧以顺应阳气之收敛，早起为使肺气得以舒展，且防收敛之太过。

同时，秋天是寒暑交替的季节，气候干燥、冷暖多变，人体一时难以适应，极易发生疾病或引起旧病复发。因此，入秋后必须注意保健防病。在多风的日子，注意多喝水。

节令养生术——秋季吐纳健身法

进入秋季,是开展各种运动锻炼的大好时机,每人可根据自己的具体情况选择不同的锻炼项目,这里给大家介绍一种秋季养生功,即《道藏·玉轴经》所载"秋季吐纳健身法"。

具体做法:清晨洗漱后,于室内闭目静坐,先叩齿36次,再用舌在口中搅动,待口里液满,漱练几遍,分三次咽下,并意送至丹田,稍停片刻,缓缓做腹式深呼吸。吸气时,舌舔上腭,用鼻吸气,用意送至丹田。再将气慢慢从口中呼出,呼气时要默念"哂"字,但不要出声。如此反复30次。秋季坚持此功,有保肺健身之功效。

节令谚语

立了秋,把扇丢。

立秋三天,遍地红。

一场秋雨一场寒,十场秋雨要穿棉。

立秋荞麦白露花,寒露荞麦收到家。

立秋一场雨,夏衣高捆起。

秋后加一伏。

秋后的蚊子,飞不了几天。

秋后的蚂蚱,还能蹦几蹦。

立秋后三场雨,夏布衣裳高搁起。

立秋之日凉风至。

秋前秋后一场雨,白露前后一场风。

雷打秋,冬半收。

秋不凉,籽不黄。

立秋十天遍地黄。

立秋响雷,百日见霜。

立秋下雨人欢乐,处暑下雨几人愁。

立秋无雨秋干热,立秋有雨秋落落。

立秋不立秋,六月二十六。

处暑

节令特点

每年8月23日前后视太阳到达黄经150度时为处暑节气,又称暑退。"处"含有躲藏、终止的意思,"处暑"表示炎热暑天结束了,它是反映气温变化的一个节气。

健康提示

处暑时节,"一场秋雨一场寒"的气候特征明显。昼热夜凉的气候,对人体阳气的收敛形成了良好的条件。处暑之时,人们的养生应注意以下几个方面:

◎不宜急于增加衣服。"春捂秋冻",但夜里外出要增加衣服,以保护阳气。
◎睡觉夜寝应关好门窗,腹部盖薄被,防止秋风流通使脾胃受凉。
◎白天只要室温不高不宜开空调,可开窗使空气流动。
◎在秋分之前,雨前气温偏热,雨后气温偏凉,易引发人的风寒或风热感冒。

饮食原则

秋季正是各类瓜果蔬菜大量成熟上市的时候,瓜类蔬菜营养丰富,还具备一定的药用价值,在各类秋季蔬菜中含水量最高。瓜中糖含量少,而且几乎没有脂肪,不会让人发胖。这段时间尽量不吃萝卜(胡萝卜除外),萝卜主下气,此时人的中气不足,吃萝卜易伤中气。可吃温补食物,栗子味美质佳,是非常好的保健食品。脸无痘、面不红者若有吃辣味的习惯,可适当吃些辣椒、胡椒之类食物;主食以吃精白面补气为好;早晨可吃几颗红枣、桂圆;可适当吃些酸味食品,主收敛。

节令美食

[南瓜浓汤]

【材料】南瓜500克,红枣50克。

【调料】红糖少许。

【做法】1. 南瓜去皮,洗净,切成块状;红枣去核后洗净,备用。2. 将南瓜块与红枣放入锅中,加水煮烂,加红糖调味即可。

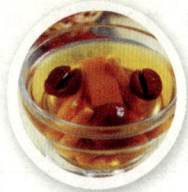

[栗子双菇]

【材料】鲜栗子150克,香菇、蘑菇、笋片、青豆各适量。

【调料】蚝油1大匙,盐、糖各少许,淀粉1小匙,香油少许。

【做法】1. 栗子氽烫后去衣洗净,再入滚水煮熟,捞出沥干;香菇泡软去蒂蒸10分钟;蘑菇洗净;青豆洗净氽烫至熟。2. 热油锅放入蚝油、盐、糖及适量水煮滚,放入香菇及蘑菇改小火焖煮至入味。3. 加入栗子、笋片及青豆翻炒片刻,下淀粉勾芡,淋香油即可。

[山参桂圆银耳汤]

【材料】山参2克,银耳10克,桂圆30克。

【调料】冰糖30克。

【做法】1. 山参放入清水中浸泡10分钟后,切片;桂圆洗净备用。2. 银耳放入清水中浸20分钟。3. 将山参、银耳、桂圆一同放入瓦罐中,投入冰糖,把浸银耳的水也倒入瓦罐中,隔水炖2小时。

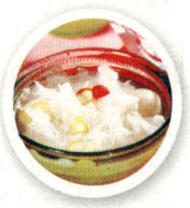

节令起居

处暑节气正是处在由热转凉的交替时期,自然界的阳气由疏泄趋向收敛,人体内阴阳之气的盛衰也随之转换。此时,起居作息也要相应调整,要早睡早起,注意改变夏季晚睡的习惯,尽量争取每天多睡一个小时,晚上10点前入睡最好，以提前进入防秋乏的"备战"状态。此外，还要适当午睡，利于化解困顿情绪。

处暑期间的气候特点是白天热，早晚凉，昼夜温差大，降水少，空气湿度低。在这样的环境下，人容易出现口鼻干燥、咽干唇焦的燥症。因而，衣服不要加得太多，忌捂，但也不能过凉。

节令中药

从气候特点而言，秋季之风性属燥；从人体脏腑而言，秋季肺旺肝弱，脾胃易受其影响，秋季为收藏季节，人体也宜收敛。故秋季药物保健法应以清润为主，辅以补养气血。

>> 清润秋燥药

秋燥有温燥、凉燥之别，在用药上应予以区分。今将常用的润燥药介绍于下：

沙参：性味甘、微寒，润肺止咳，养胃生津。

天冬：性味甘、大寒，养阴清热，润燥生津。

麦冬：性味甘、微寒，养阴清热，润肺止咳。

百合：性味甘、微寒，润肺止咳，清心安神。

>> 养阴滋补药

因为秋为肺所主，肺盛而肝弱，应滋补肝肾，调理脏腑之间的平衡。

女贞子：性味甘、苦、凉，滋肾益肝，乌须明目。

胡麻仁：性味甘、平，滋养肝肾，润燥滑肠。

干地黄：性味甘、苦，清热，凉

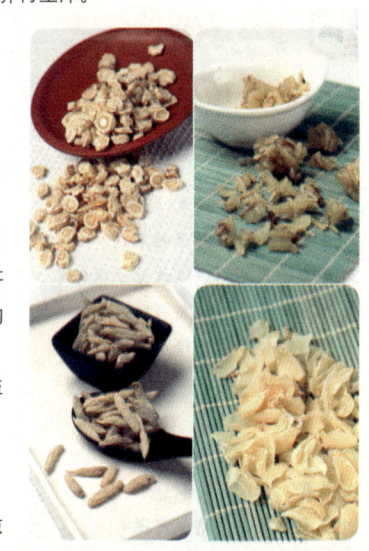

血，生津，滋阴。

玄参：性味甘、苦、寒，养阴生津，泻火解毒。

黄精：性味甘、平，补脾润肺。

玉竹：性味甘、微寒，养阴润燥，生津止渴，适用于肺胃燥热伤阴之证。

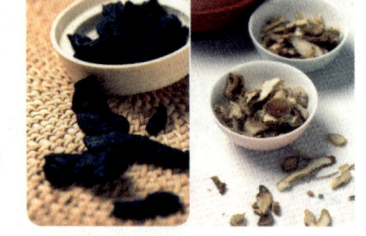

>> 益肺润燥剂

枇杷膏：由枇杷叶制成。清肺润燥，止咳化痰，适用于肺热燥咳。

雪梨膏：由大雪梨制成。养阴润肺，清燥止咳，适用于慢性支气管炎。

二冬膏：由天冬、麦冬制成。二冬均为甘寒清润之品，都具有养阴润肺之功，但天冬功在肺肾，麦冬功在肺胃，二药合用，互相协同，相互补充，养阴润肺，祛痰止咳，适用于咳痰少、痰中带血、鼻干咽痛等肺阴虚等症状。

节令谚语

处暑天还暑，好似秋老虎。

处暑天不暑，炎热在中午。

热熟谷，粒实鼓。

处暑雨，粒粒皆是米（稻）。

处暑早的雨，谷仓里的米。

处暑若还天不雨，纵然结子难保米。

处暑谷渐黄，大风要提防。

处暑满地黄，家家修廪仓。

处暑高粱遍地红。

处暑高粱遍拿镰。

处暑栽白菜，有利没有害。

处暑栽，白露追，秋分放大水。

处暑东北风，大路做河通。

白露

节令特点

每年公历的9月7日前后视太阳到达黄经165度时为白露节气。阳气在夏至达到顶点，到了白露，阴气逐渐加重，清晨的露水随之日益加厚，凝结成一层白白的水滴，所以就称为白露。

健康提示

白露是八月的头一个节气，昼夜温差超过10℃，人们明显地感觉到炎热的夏天已过，凉爽的秋天到来了，可见白露实际上是天气转凉的象征。俗语云："处暑十八盆，白露勿露身"，这两句话的意思是说，处暑仍热，每天须用一盆水洗澡，过了十八天，到了白露，就不要赤膊裸体了，以免着凉。

饮食原则

白露时节秋高气爽，在饮食方面应该以润燥益气、健脾清肺为主，平时要注意多饮水，多吃蔬菜、水果，如橘子、香蕉等，但不宜食用西瓜等寒凉水果。

凡是因过敏引发的支气管哮喘的患者，此时应少吃或不吃海鲜、生冷炙烩腌菜、辛辣酸咸甘肥的食物，最常见的有带鱼、螃蟹、虾类、韭菜花、胡椒等，宜多食清淡、易消化且富含维生素的食物。哮喘患者不宜吃得过咸。

节令美食

[香蕉薄饼]

【材料】香蕉1根，鸡蛋1个，面粉适量。

【调料】葱花、盐、味精各适量。

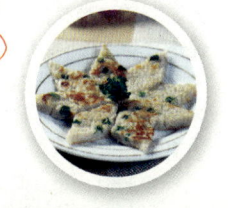

【做法】1. 把鸡蛋打匀,放入捣成泥的香蕉,加水和面粉调成面糊。2. 放些葱花、盐、味精,搅匀。3. 油锅烧热,放入少许油,将面糊倒入锅内摊成薄饼,煎至两面金黄就可以了。

[水果藕粉]

【材料】藕粉、桃、梨罐头各适量。

【调料】无。

【做法】1. 将藕粉用清水调匀成稀糊状。2. 水果切成极细的碎末待用。3. 锅内放水煮沸,放入藕粉糊用微火慢慢熬煮,边熬边搅拌,直到熬至透明为止。最后加入切碎的水果稍煮即成。

节令起居

白露时节,肺气清肃,此时勿使情绪波动太大,要保持情绪稳定,宁神定志,以免影响肺气。

此时虽然白天的气温仍可能超过30℃,但夜晚仍会较凉,日夜气温差较大,若下雨则气温下降更为明显。因此,要注意早晚添加衣被,不能袒胸露背,睡卧不可贪凉,所谓"白露勿露身,早晚要叮咛",正是说的这个道理。

节令养生术——慢跑

白露后,运动量及运动强度可较夏天适当加大,可选择慢跑,以汗出但不疲倦为度,这样有助于机体内气血通畅。慢跑不仅能增强血液循环,改善心肺功能,还能改善脑部血氧供应。对于老年人来说,慢跑还有助于减慢心肺功能衰老,降低胆固醇,预防动脉硬化,有助于延年益寿。

慢跑要选择平坦的路面,不要穿皮鞋或塑料底鞋,如果在柏油或水泥路面上,最好穿厚底胶鞋。跑前应先走一段,做做深呼吸,活动一下关节。如在公路上,应注意安全,尽量选择人行道。如果在慢跑后感到食欲不振,疲乏倦怠,头晕心慌,就可能是运动量过大了,必须加以调整,或咨询医生。

慢跑时,全身肌肉要放松,呼吸要深长,缓慢而有节奏,可两步一呼、两步一吸，亦可三步一呼、三步一吸，宜用腹部深呼吸，吸气时鼓腹，呼气时收腹。慢跑时步伐要轻快，双臂自然摆动。慢跑的运动量以每天跑20～30分钟为宜，但必须长期坚持方能奏效。慢跑运动可分为原地跑、自由跑和定量跑等。原地跑即原地不动地进行慢跑，开始每次可跑50～100步，循序渐进，逐渐增多，持续4～6个月之后，每次可增加至500～800步。高抬腿跑可加大运动强度。自由跑是根据自己的情况随时改变跑的速度，不限距离和时间。定量跑有时间和距离限制，即在一定时间内跑完一定的距离，从少到多，逐步增加。

节令中药

百合是一种非常理想的解秋燥、滋润肺阴的佳品。百合质地肥厚，醇甜清香，甘美爽口。性平、味甘微苦，有润肺止咳、清心安神之功，对肺热干咳、痰中带血、肺弱气虚、肺结核咯血等症，都有良好的疗效。此外，百合还有清热、宁心、安神的作用，可用于热病后余热未清、烦躁失眠、神志不宁，以及更年期出现的神疲乏力、食欲不振、低热失眠、心烦口渴等症状。

百合煮粥是最常用的"抗燥"方法：取百合30克，洗净切碎，糯米50克，加水400毫升，同煮至米烂汤稠，加冰糖适量，早晚温热服食。此粥不仅具有润肺止咳的作用，还可宁心安神，适合秋燥所致的皮肤干燥、干咳、便秘者食用，失眠、多梦者尤为适宜。对于舌质红、心烦、鼻子出血者，煮粥时可加莲子30克。

节令谚语

白露秋分夜，一夜凉一夜。
草上露水凝，天气一定晴。
喝了白露水，蚊子闭了嘴。
别说白露种麦早，要是河套就正好。
抢墒地薄白露播，比着秋分收得多。
白露麦，顶茬粪。

秋分

节令特点

秋分一般为每年的9月22日至24日。秋分之"分"为"半"之意,秋分的意思有:一是太阳在这一天到达黄经180度,直射地球赤道,因此这一天24小时昼夜均分,各12小时;全球无极昼极夜现象。

健康提示

因为秋分节气已经真正进入到秋季,作为昼夜时间相等的节气,人们在养生中也应本着阴阳平衡的规律,使机体保持"阴平阳秘"的原则。

因此,精神调养最主要的是培养乐观情绪,保持神志安宁,避肃杀之气,收敛神气,适应秋天平容之气。体质调养可选择我国古代民间九九重阳(阴历重阳节)登高观景之习俗,登高远眺,可使人心旷神怡,所有的忧郁、惆怅等不良情绪顿然消散。这是养生中的养收法之一,也是调节精神的一剂良方。

饮食原则

要尽量少食葱、姜等辛味之品,适当多食酸味甘润的果蔬。同时宜多选用百合、银耳、淮山药、秋梨、藕、柿子、芝麻、鸭肉等,以润肺生津、养阴清燥。

节令美食

[无花果雪梨银耳汤]

【材料】无花果50克,梨1个,银耳15克,北沙参10克。
【调料】冰糖60克。
【做法】1. 梨洗净外皮去籽切块;银耳泡水至软撕小朵氽烫一下,备用。2. 将无花果、梨块、北沙参、银耳放

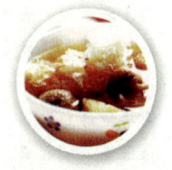

入锅内加水炖30分钟,加冰糖调味即可。

[银耳川鸭]

【材料】银耳40克,鸭肉300克,姜、葱末各2大匙。

【调料】料酒、盐、糖、酱油各适量,水淀粉1大匙。香油1小匙。

【做法】1. 银耳泡发,去蒂剪成小朵;鸭肉剁成小块,以1大匙料酒拌匀腌片刻。2. 锅内烧滚水,放入姜、葱末及银耳煮5分钟盛起。3. 鸭肉放入姜葱水内余烫一下盛起,沥干水分放于银耳上,加入适量水,隔水蒸30分钟。4. 下少许油将料酒、盐、糖、酱油、水淀粉炒成芡汁料,煮滚后淋在鸭肉及银耳上,滴少许香油即成。

节令养生术——登山

入秋以后,气温有所下降,在经历了炎夏的酷暑和闷热后,人们备感秋日的凉爽和舒适。宜人的秋季也是锻炼身体的黄金季节,登山不仅可以调心养肺,提高内脏器官的功能,而且有利于增强各组织器官的免疫功能和身体对外界寒冷刺激的抵御能力。

根据个人自身的身体状况,选择登山地点。登山时间尽量避开气温较低的早晨和傍晚,登山速度要缓慢,上下山时可通过增减衣服来适应气温。

体质较弱或病后初愈,以及患有心血管病,如血压较高、心脏病患者、冠状动脉有供血障碍或供血功能较差者,头晕、胸闷、心悸的老年人都不宜进行登山运动。

登山时,上身向前倾,弯腰屈腹,稳步踏地前进。途中如果出现气喘、缺氧等症状时,不要勉强前进,可以在原地停歇,做10~15次深呼吸来缓解不适,直到呼吸恢复均匀后,再慢速前进。登山时不宜马上脱得太多,应待身体发热后,再脱下过多的衣服。

下山时,上身微微凸腹屈膝,重心稍向后移,步速宜缓慢,步幅小而稳妥。尽量避免在山中的冷风口逗留过长时间,以防身体着凉。

节令中药

中医有"燥主秋令"的说法,进入深秋季节后,很多人出现了"秋燥"症状,表现为不同程度的皮肤干燥、咽干唇燥、鼻子出血、干咳少痰、心烦、便秘等。轻者吃点梨、蜂蜜、芝麻等润肺生津、养阴润燥的食物即可缓解,若上述症状较重,则需中药调理。常用的解除秋燥的药物有百合、玉竹等。

◎**百合**:防治秋燥合并失眠、多梦。中医认为百合味甘,微寒,能润肺止咳、清心安神。

◎**石斛**:防治秋燥且视力不佳。

◎**玉竹**:防治糖尿病合并秋燥。

◎**二冬**:防治秋燥且便秘。二冬即天门冬和麦门冬的简称。在抗燥药膳中,常并肩作战,对付口干口渴、咽干鼻燥、便秘等,通便润肠的效果显著。脾胃虚弱腹泻者不宜服用。

此外,沙参、黄精也是"抗燥"中药中的重要成员,对秋燥所致的干咳、少痰、声音嘶哑、咽干口燥等均有较好的防治作用,可在医生的指导下服用。

最后需要说明的是,上述药物均为滋阴润燥之品,易助湿邪,凡脾虚有湿、阴寒内盛、咳嗽痰多或咳痰清稀者均不宜服用。

节令谚语

秋分秋分,昼夜平分。

二、八月,昼夜平。

八月十五雨一场,正月十五雪花扬。

八月十五云遮月,正月十五雪打灯。

夏忙半个月,秋忙四十天。

秋忙秋忙,绣女也要出闺房。

白露早,寒露迟,秋分种麦正当时。

秋分见麦苗,寒露麦针倒。

勿过急,勿过迟,秋分种麦正适宜。

寒露

节令特点

每年10月8日或9日视太阳到达黄经195度时为寒露。《月令七十二候集解》说:"九月节,露气寒冷,将凝结也。"寒露的意思是气温比白露时更低,地面的露水更冷,快要凝结成霜了。

健康提示

寒露节气气候最大的特点是"燥"邪当令,而燥邪最容易伤肺伤胃。因此,常出现皮肤干燥,皱纹增多,口干咽燥,干咳少痰,甚至毛发脱落和大便秘结等症状。所以此节气养生的重点是养阴防燥、润肺益胃,同时要避免过度耗散精气津液。

饮食原则

饮食养生应在平衡饮食五味的基础上,适当多食甘、淡滋润的食品,既可补脾胃、养肺润肠,又可防治咽干口燥等症。水果有梨、柿、香蕉等;蔬菜有胡萝卜、冬瓜、藕、银耳等以及豆类、菌类、海带、紫菜等。早餐应吃温食,最好喝热药粥,因为粳米、糯米均有极好的健脾胃、补中气的作用,像甘蔗粥、玉竹粥、沙参粥、生地粥、黄精粥等。中老年人和慢性病患者应多吃些红枣、莲子、山药、鸭、鱼、肉等食品。少吃辛辣刺激、熏烤等类食品,因为过食辛辣易伤阴精。

节令美食

[木瓜脆藕]

【材料】鲜藕300克,木瓜50克,青豆少许。

【调料】白糖3大匙,浓缩橙汁适量。

【做法】1.将白糖加入适量清水放小锅内,用小火熬浓稠,加入浓缩橙汁调匀晾冷。2. 藕去皮洗净，横切成圆片，与青豆均放沸水锅中余水，捞出，放糖液中浸渍入味；木瓜去皮、子洗净，切小方丁。3. 将藕片、青豆捞出，在盘中摆放好，淋入糖液、撒上木瓜丁即可。

[海带莴笋拌鸡丝]

【材料】海带300克，鸡胸肉200克，木耳50克，莴笋50克，青椒、红椒少许。

【调料】盐、味精、香油各适量。

【做法】1. 鸡胸肉切丝，用沸水焯熟。2. 海带、莴笋、木耳、青椒、红椒切丝，用开水稍焯一下。3. 将全部材料用盐、味精拌匀，淋少许香油即可。

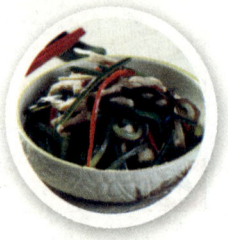

节令起居

寒露过后，昼夜温差变化增大，要调整作息时间，早睡早起，注意添加衣服，特别要注意脚部保暖，同时加强体育锻炼，做好防寒准备，预防感冒。

节令养生术——冷水浴

俗话说"冻九捂四"，指的是在初春时乍暖还寒，不要急于减少衣服，不妨捂一捂；相反到了秋季不必急于增加衣服，不妨冻一冻。"秋冻"可以保证机体从夏热顺利地过渡到秋凉，提高人体对气候变化的适应能力与抗寒能力。

专家建议，"秋冻"不仅停留在穿衣上，更要适当地进行冷水浴锻炼。医学研究证明，冷水浴的"寒颤"冲击能使细胞立即反应，释放大量热能，使体温在短时间内升至40℃。瞬间高温有杀死微生物、病毒的作用，并能刺激细胞活动，延长细胞活力，显著增加白细胞数量，提高人体免疫力。冷水浴还能加强身体血液循环、改善血液质量，防止血栓形成；增强肠胃蠕动能力；帮助增加皮下组织的养分供应及皮脂腺分泌，使皮肤健康、富有弹性。冷水浴的另一个好处是在锻炼体魄、增强抗寒能力的同时，减少感冒等疾病的发生。

然而，冷水浴虽然对健康有促进作用，但如果方法不当，也会对人带来负面的影响。专家建议，冷水浴锻炼必须采取循序渐进的方法：包括洗浴部位的"由局部到全身"、水温的"由高渐低"以及洗浴时间的"由短渐长"。

常见的冷水浴有以下四种：

◎**头面浴**：以冷水洗头洗脸。

◎**脚浴**：双足浸于水中，水温可从20℃左右开始，逐渐降到5℃左右。

◎**擦浴**：即用毛巾浸冷水擦身，用力不可太猛，时间不宜太长，适可而止。

◎**淋浴**：先从35℃左右温水开始，渐渐降到用自来水洗浴。

需要注意的是，冷水浴并非对每个人都适合。有些人的皮肤对冷水敏感，遇到冷水就会产生过敏症状，如起疹子、生紫斑等，这类特异体质的人就不能进行冷水浴；此外，患有严重高血压、冠心病、风湿病、空洞性肺结核、坐骨神经痛以及高热患者都不可进行冷水淋浴。

季节病防治

肺结核病是一种慢性呼吸道传染病，主要通过呼吸道传染。但不是所有的肺结核病人都具有传染性。研究表明，经显微镜检查痰液中有结核杆菌的患者才有传染性。这类患者被称为排菌患者，即为结核病的传染源。结核病传染的程度主要受结核患者的排菌量、咳嗽症状轻重以及接触程度等因素的影响。长期一起生活、学习、工作的家庭成员、同学、同事如患肺结核病，则可能成为重要的传染源。

结核病预防可采取以下措施。

>>消灭传染源

结核病通常在未被发现前传染性最强。发现后并及时得到合理的化学治疗，它的传染性很快减弱或消失。所以，在家庭或同事、同学中发现结核病患者后，与其接触密切的人应及时到结核病防治机构进行检查。若未发现异常，就不必担心。抗结核治疗数天后，患者痰中排出的结核菌数量会急剧减少，其活力、致病力明显减弱或消失，与这些患者仅有一般接触是不会受到感染的。因此，对有传染性的肺结核患者，必须给予有效的治疗，这是结核病最有效的预防措施。

》提高人体对结核病的抵抗力

新生儿接种卡介苗可以提高儿童对结核杆菌的特异性免疫力或抵抗力，可预防并减少儿童结核病的发生，特别是防止血行播散性肺结核和结核性脑膜炎的发生。但卡介苗的保护力还不够强，不能完全防止结核病的发生。因此，生活规律、平衡饮食、适当的户外活动和锻炼，对增强儿童的抵抗力也是非常必要的。

》减少易感人群发生结核病的概率

用结核纯蛋白的衍生物(PPD)进行皮试，通过反应结果可了解健康人群是否已被结核菌感染。试验呈阳性者一般认为已感染了结核菌，应该到结核病防治机构进行检查。如果仅是感染而未发病，不必用药治疗。如果反应阳性且与排菌肺结核病人有密切接触，应用免疫抑制剂治疗。

》出现结核可疑症状者应及时就诊检查

结核病的主要症状有咳嗽、咳痰、咯血、胸痛、疲乏、食欲减退、低热、盗汗等症状。以上症状不是结核病特有的，症状轻重、病变范围、进展情况和机体的反应性有关，有的患者会被误认为"感冒""气管炎"而贻误诊治。因此，一旦有上述症状应及时到结核病防治机构检查，尽快确诊，尽早治疗。

节令谚语

吃了寒露饭，单衣汉少见。

吃了重阳糕，单衫打成包。

重阳无雨一冬干。

大雁不过九月九，小燕不过三月三。

寒露时节人人忙，种麦、摘花、打豆场。

上午忙麦茬，下午摘棉花。

寒露到霜降，种麦就慌张。

品种更换，气候转暖，寒露种上，也不算晚。

早麦补，晚麦耩，最好不要过霜降。

秋分早，霜降迟，寒露种麦正当时。

寒露到霜降，种麦日夜忙。

小麦点在寒露口，点一碗，收三斗。

霜降

节令特点

一般每年公历的10月23日，太阳到达黄经210度时为霜降。霜降表示天气更冷了，露水凝结成霜。据《月令七十二候集解》："九月中，气肃而凝，露结为霜矣。"

健康提示

秋凉之后，昼夜温差变化大，是脾胃病高发季节，特别是溃疡患者更易复发，因此这个时节应格外注意调停脾胃。尤其是患有慢性胃炎或十二指肠溃疡的人，要特别注意胃部的保暖，适时增添衣服，夜晚睡觉盖好被褥，以防腹部着凉而引发胃痛或加重旧病。

饮食原则

霜降是秋季的最后一个节气，也是秋季到冬季的过渡时节，此时阴气更甚于前，植物开始凋零。霜降之后，气温降低，饮食调理上应强调平补，也就是"不凉不热"，具体来说就是要多吃些"性较和平、补而不燥、健脾养血"的食物。

霜降养生饮食：全麦面、小麦仁、豆芽、豆浆、花生、芝麻、红薯、山药、南瓜、萝卜、白菜、洋葱、莲菜、百合、木耳、梨、苹果、葡萄、枸杞、大枣、橄榄、甜杏仁、甘蔗、蜂蜜、鸭蛋、蒸鸡蛋羹等。

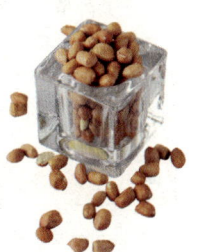

节令美食

[什锦西蓝花]

【材料】西蓝花200克，菜花50克，胡萝卜100克，红辣椒2个。

【调料】油、盐、鸡精、水淀粉各适量。

【做法】1. 西蓝花、菜花切成小朵洗净，胡萝卜去皮、洗净切片，红辣椒去籽、洗净切块，备用。2. 将全部蔬菜放入水中焯一下。3. 锅内倒油烧热，下入全部蔬菜料翻炒，放入盐、鸡精调味，再用水淀粉勾芡，即成。

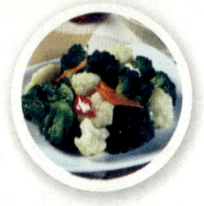

[素炒什锦]
【材料】芹菜1根，胡萝卜1/4根，豆腐干2块，菠菜3根，黄瓜1根。
【调料】盐、味精各适量。
【做法】1. 芹菜洗净，切成段，胡萝卜洗净切片，豆腐干洗净切条，菠菜切段，黄瓜切片。2. 将切好的芹菜、豆腐干、菠菜分别投入沸水锅中焯后备用。3. 上锅放油烧热，先投入胡萝卜片多炒几下，再放入黄瓜、芹菜、豆腐干、菠菜，加入盐和少许清水，用旺火快速翻炒，加入味精出锅即可。

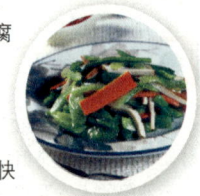

节令起居

为了增强身体各组织器官的免疫功能和抗寒能力，很多人都习惯在秋季进行户外锻炼，并根据"春捂秋冻"的原则，在秋季尽量少添衣物。然而，"秋冻"自有一番道理，但人们切不可过于贪凉，秋天的早晚气温较低，应根据户外的气温变化来增减衣服。锻炼时应在身体发热后，才能脱下过多的衣服；锻炼后切忌穿着汗湿的衣服在冷风中逗留，以防身体着凉。

节令养生术——倒走

秋天气候在逐渐变凉，人的血液循环等生理功能相对的要趋向减弱，所以又要求适当增加运动量，以加强心肺功能，抗御寒冷。既宜动又宜静，是秋季运动养生的时令特点，而解决这一矛盾很好的办法就是倒走。

人走路都是向前行的，在特定的情况下，"倒行"俗称"退着走"，与"倒立""爬行""赤脚""饥饿""长啸""冷水浴"等一样，都属反常态行为。这些行为不仅能起到一般的健身作用，同时对人体的不同器官或部位还能起到独特的医疗保健作用，医家称为"反常态疗法"。

倒行与向前行方向相反，走动时动用的筋骨、肌肉群也不相同。向前行时，人体姿势、骨盆是向前倾的，颈椎、腰椎、腰肌、踝膝关节都处于较紧张状态，时间久了会产生习惯性慢性劳损。而倒行时，人体姿势、骨盆倾斜与向前行时相反，可使颈部、腰部紧张状态得到相应的松弛和调适，从而有利于劳损部位的康复。此外，倒行还能加强腰脊肌、踝膝关节周围的肌肉韧带和股四头肌以及颈椎关节等部位的血液循环，起到舒筋活络、强身健骨的作用。如能持之以恒坚持锻炼，就能使颈椎病、腰酸腿疼、肌肉萎缩、关节风湿等病症得到不同程度的缓解，取得良好的防治效果。

倒行比正常行走的心跳加快15%，氧气消耗量高出31%，血液中的乳酸含量也更高。因为倒行改变了人生理行走的常态，由于本能的害怕和紧张，大脑兴奋度和肌肉紧张程度都会大幅增加，不知不觉消耗了更多的能量。

倒行应选择车少人少的宽阔地，在倒行中，脖子还可轻轻左右扭转，步履大小快慢适度，两手自然摆动，全身放松。运动应循序渐进，量力而行。

节令中药

秋季天气转燥，易伤肺、伤津液，常见口鼻干燥、干咳、少痰或痰液胶黏难咳，或痰中带血及喘息胸痛等症。中药因其治病求本，不良反应少令人瞩目，而秋季的清润益肺的中药滋养法更受广大患者的青睐。

[咽炎方]

【组方及服用方法】麦冬、胖大海、金银花、生地黄、桔梗、板蓝根、射干、甘草、菊花、木蝴蝶各3克。水煎服，早晚各一剂，或沸水泡服均可，四季皆宜。

【功效】养阴润肺、清热解毒、清利咽喉、镇咳止痒，用于慢性咽炎引起的咽干、咽痒、刺激性咳嗽及口鼻干燥、口渴干咳、少痰或痰液胶黏难咳等症。

【注意事项】中医用药讲究"因时制宜""用寒远寒"，金银花、板蓝根、射干为寒药，冬季用量宜减半。

[雪梨川贝饮]

【组方及服用方法】大雪梨一个,去皮挖心装入川贝末0.5克、冰糖2克,同蒸熟后食用。

【功效】治疗慢性喉炎。

[罗陈瘦肉汤]

【组方及服用方法】罗汉果一个,陈皮6克,瘦猪肉100克。先将陈皮浸泡后去白,再与罗汉果、瘦猪肉同煮熟,去罗汉果、陈皮,喝汤吃肉。

【功效】适于肺燥、咳嗽、痰多、咽干口燥等症。

[杏仁大蒜汤]

【组方及服用方法】甜杏仁12克,大蒜3克,枇杷叶9克,紫苏叶9克。先把甜杏仁、大蒜捣烂如泥,再将紫苏叶、枇杷叶放一碗半水煎成一碗后,即冲入杏蒜泥中,用筷子搅拌加盖,稍等沉淀过滤即可服用,残渣留下冲服3煎,每日一剂,早晚各半剂。

【功效】治疗风寒咳嗽效果显著。

此外,百合润肺止咳,清心安神;枸杞滋补肝肾,明目润肺。熬粥加入适量百合或枸杞不仅能调味开胃,还能达到清润养肺的功效。

节令谚语

夏雨少,秋霜早。夏雨淋透,霜期退后。

秋雨透地,降霜来迟。

秋雁来得早,霜也来得早。

今夜霜露重,明早太阳红。

霜重见晴天。

严霜出毒日,雾露是好天。

霜后暖,雪后寒。

一夜孤霜,来年有荒;多夜霜足,来年丰收。

秋雁当头叫,必有大风到。

晚稻就怕霜来早。

霜降前降霜,挑米如挑糠;霜降后降霜,稻谷打满仓。

霜降前,薯刨完。

第五章　冬季

立冬

节令特点

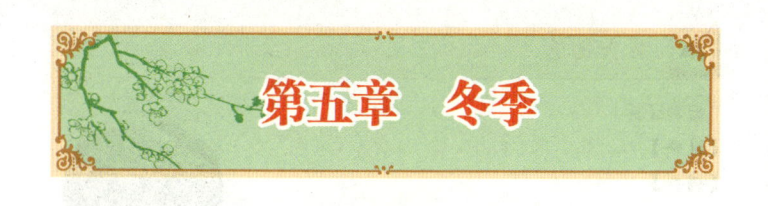

"立冬"节气在每年的11月7日或8日，太阳已到达黄经225度。我国古时民间习惯以立冬为冬季的开始，《月令七十二候集解》说："立，建始也"，又说："冬，终也，万物收藏也。"

健康提示

按我国传统民间习惯，"立冬"自然界阴盛阳衰，各物都潜藏阳气，以待来春。"寒"是冬季气候变化的主要特点，冬季除了要注意防寒保暖，营养也应以增加热能为主。

饮食原则

冬令进补，是国人数千年的习俗，立冬是一个十分重要的节气，又是人们进补的最佳时期。每逢这天，南北方人都以不同的方式进补山珍海味，说是只有这样，到了寒冷的冬天，才能抵御严寒的侵袭。立冬养生要注意一个"藏"字，达到敛阴护阳、养精蓄锐的目的。冬季需要"先天之本"——肾脏来保证生命活动的正常运转，此节气必须防寒养肾。

古人认为天转寒冷，要补充身体营养。食人参、鹿茸、羊肉及鸡鸭炖八珍等是较流行的补冬方式。也有的中药店推出十全大补汤，即用十种滋补的中药炖鸡或其他肉类做成的补品。

节令美食

[蜜烧红薯]

【材料】红心红薯500克,红枣、蜂蜜各100克。

【调料】冰糖50克。

【做法】1.红薯洗净,去皮,切块,再削成鸽蛋形;红枣洗净去核,切末。2.炒锅上火,放油烧热,下红薯炸熟,捞出沥油。3.炒锅去油置大火上,加入清水300克,放冰糖熬化,放入过油的红薯,煮至汁黏,加入蜂蜜,撒入红枣末拌匀,再煮5分钟,盛入盘内即成。

[板栗红枣烧羊肉]

【材料】羊肉200克,红枣100克,板栗100克,葱末少许。

【调料】盐1小匙,白糖、番茄酱各半大匙,淀粉适量,醋2小匙。

【做法】1.羊肉、红枣洗净,羊肉切块,红枣去核;把红枣和板栗同放入滚水中余烫过,备用。2.油锅烧至五成热,将羊肉块裹上淀粉放入锅中炸熟。3.锅内留余油,放入羊肉块、红枣、板栗翻炒,再加入盐、白糖、醋、番茄酱烧至入味,淋上明油,撒上葱末即可。

节令起居

冬季起居养生应注意以下几点:一是穿衣要讲"衣服气候",指衣服里层与皮肤间的温度应始终保持在32~33℃,这种理想的"衣服气候",可缓冲外界寒冷气候对人体的侵袭。二是要注重双脚的保暖。由于脚离心脏最远,血液供应少且慢,因此脚的皮温最低。中医认为,足部受寒,势必影响内脏,可引致腹泻、月经不调、阳痿、腰腿痛等病症。三是冬季定时开窗换气有利于身体健康。四是蒙头睡觉不可取。冬天蒙头睡觉极易造成缺氧而致胸闷气短。五是夜间忌憋尿。由于冬夜较长,长时间憋尿,会使有毒物质积存而引起膀胱炎、尿道炎等。

节令养生术——泡脚

现在人们的居住条件改善了,很多人家里都有淋浴设施,可以随时洗澡,也顺便把脚一起洗了,因此很多人不明白,为什么要强调泡脚呢?

>>第一,促进血液循环

脚自古就有人体的第二心脏之说。从养生理论看,脚离人体的心脏最远,而负担最重,因此,这个地方最容易血液循环不好,医学典籍记载:"人之有脚,犹似树之有根,树枯根先竭,人老脚先衰。"尤其是对那些经常感觉手脚冰凉的人,泡脚是一个极好的方法。

>>第二,刺激足部的穴位、反射区和经络

很多人都做过足疗,按摩师点压我们的脚时,我们会感觉疼痛、酸胀,这种情况基本上可以说明我们相应的反射区脏腑有问题。所以,当我们做完足底按摩后,会感觉浑身轻松。同时,我们脚上有6条主要的经络,包括3条阳经(膀胱经、胃经、胆经)的终止点和3条阴经(脾经、肝经、肾经)的起始点,都在脚上,因此,泡脚也等于刺激了这6条最主要的经络。

>>第三,对很多疾病的治疗,有很好的辅助作用

人们常说一句话:"富人吃补药,穷人泡泡脚"。可见泡脚的作用很大。尤其是现代社会,空调的大量使用,再加上人们普遍爱吃凉的食物,体内多寒湿,通过泡脚,可以加速体内排寒。

节令中药

人参对人体有"补五脏、安精神、定魂魄、止惊悸、明目开心益智"等功效。有规律地服用人参,可预防和治疗动脉硬化和高血压,预防和治疗癌和肿疡,为学生和脑力劳动者解除精神疲劳,防止老化,增强性功能,有解除急性酒精中毒和烂醉的功效,对痤疮、黑痣、脚气等有治疗作用。

人参的食用方法有:

◎**炖服**:将人参切成2厘米薄片,放入瓷碗内,加满水,密封碗口,放置于锅内蒸炖后服用。有一古今名方叫"独参汤",就是人参单独炖服。方法是,取10克左右人参切成薄片,放入盅内,加适量开水,盖上盖后,再入

锅内开水中炖2～3小时。要注意加添开水，以防锅内水干。"独参汤"有益气固脱的功效，生命垂危的人，可用人参大量煎汤抢救。

◎**嚼食**：以2～3片人参含于口中细嚼，生津提神，甘凉可口，是最简单的服用方法。取人参切成薄片，分数次放入口中，缓缓嚼化咽下。适用于久病虚弱、肺虚喘促、脾虚倦怠、心悸怔忡、津亏消渴患者。老年人适合噙化人参（每天服1克左右），有延年抗衰老功效。

◎**磨粉**：将人参磨成细粉，每天吞服，用量视个人体质而定，一般每次1~1.5克。

◎**冲茶**：将人参切成薄片，放在碗内或杯中，用开水冲泡，闷盖5分钟后即可服用。

◎**泡酒**：将整根人参切成薄片装入瓶内用50~60度的白酒浸泡，每日酌情服用。人参酒的制法是：取人参约10克，切成小块或片，放入1000毫升白酒中浸泡。一般浸泡4~5周即可饮用，每周宜搅拌1~2次。每次可饮10~15毫升，1天2~3次。人参酒可补元气，温通血脉，适用于阳气衰弱及虚寒体质的慢性病患者。阴虚火旺、盗汗潮热者则不宜饮服。

节令谚语

立冬打雷要反春。

雷打冬，十个牛栏九个空。

立冬之日起大雾，冬水田里点萝。

立冬北风冰雪多，立冬南风无雨雪。

立冬那天冷，一年冷气多。

立冬晴，一冬晴；立冬雨，一冬雨。

立冬落雨会烂冬，吃得柴尽米粮空。

立冬东北风，冬季好天空。

立冬有雨防烂冬，立冬无雨防春旱。

重阳无雨看立冬，立冬无雨一冬干。

立冬晴，一冬凌。

立冬阳，一冬温。

立冬日，水始冰，地始冻。

小雪

节令特点

每年11月23日或24日视太阳到达黄经240度时为小雪。《月令七十二候集解》："10月中，雨下而为寒气所薄，故凝而为雪。小者未盛之辞。"这个时期天气逐渐变冷，黄河中下游平均初雪期，基本与小雪节令一致，虽然开始下雪，一般雪量较小，并且夜冻昼化。

健康提示

寒冷会诱发心肌梗死、中风的发生，使溃疡病、风湿病、青光眼等症状加剧。小雪时节患者应注意防寒保暖，特别是预防大风降温天气对机体的不良刺激，备好急救药品。

饮食原则

小雪节气的前后，天气时常是阴冷晦暗光照较少，此时容易引发或加重抑郁症。这个季节宜吃的温补食品有羊肉、牛肉、鸡肉等。这个季节宜吃的益肾食品有腰果、芡实、山药、栗子、白果、核桃等。还应该多吃一些富含维生素C的新鲜蔬菜和水果，以及富含B族维生素的豆类、乳类、花生和动物内脏等，以增强身体抗寒能力，增强大脑功能，稳定情绪。

节令美食

[栗子烧鳗鱼]

【材料】鳗鱼400克，栗子200克，葱2根，姜1片，红辣椒半个，豌豆荚40克。

【调料】白胡椒粉1小匙，糖1大匙，米酒2大匙，酱油2大匙。

【做法】1. 葱洗净，去根部，切段；红辣椒去蒂及籽，洗净、切片；姜洗净；豌豆荚撕去老筋，洗净、氽烫备用。2. 栗子洗净泡水 30 分钟，以牙签挑除褐色皮膜，入锅蒸 30 分钟取出。3. 鳗鱼洗净切小段，擦干水，放入热油锅中略炸至表面紧缩，捞出，沥干油分。4. 油锅烧热，放入葱、姜及红辣椒爆香，加入调料和适量水煮开，放入鳗鱼及栗子以中小火煮至汤汁收干，放入豌豆荚即可盛出。

[小炒羊肉]

【材料】 羊肉 300 克，莴笋 100 克，木耳 30 克，泡椒 1 个，泡姜 1 小块，葱 1 根，蒜半头。

【调料】 盐、水淀粉适量，料酒、酱油各 1 大匙，味精 1 小匙。

【做法】 1. 莴笋去皮洗净，切菱形片，稍加点盐腌一下，沥干水分；木耳用温水泡发，淘洗干净，用手撕成小块；羊肉洗净切片，加盐、水淀粉适量，料酒、酱油各 1 大匙拌匀略腌。2. 葱择洗干净，切段；蒜去皮，切片；泡椒、泡姜分别切片。3. 锅内放油烧至七成热，放入羊肉片滑散，再下入姜、蒜、泡椒、葱段炒香。4. 最后放入木耳、莴笋片炒断生，加入适量盐和味精 1 小匙炒匀，装盘即可。

节令起居

冬日阳气肃杀，夜间尤甚，要"早卧迟起"。早睡以养阳气，迟起以固阴精。更需注意的是，冬季室内空气污染程度比室外严重数十倍，应注意常开门窗通风换气，以保持空气清新，健脑提神。

节令养生术——楼梯运动法

冬天遇上风雪天气，户外活动难以进行，这时不妨采取室内体育锻炼，其中楼梯运动不失为一项很好的选择。

俗话说："人老先从腿上起""人老先老足"，这些话有理有据。爬楼梯比起在平地上走或跑的运动量大好几倍。

爬楼梯不仅可使髋关节的活动幅度增大，而且能使下肢肌肉的韧带、肌腱的弹性得到锻炼，以达到强筋壮骨的效果。据测定，一个人在静坐时消耗能量为 100 千卡/小时，散步为 200 千卡/小时，游泳为 550 千卡/

小时，而跑蹬楼梯为1000千卡/小时，这样大的能量消耗，不失为减肥健身的灵丹妙药。

爬楼梯时要弯腰屈膝，抬高脚步，两臂自然摆动，尽可能不要抓扶手。每秒钟爬一级，连续爬4～5层，每次练习往返2～3趟。每趟之间可稍作休息。开始阶段每次练习5分钟左右为宜。待身体适应后，可逐渐加快速度，每秒钟两级，并增加往返次数，时间为10分钟左右。

爬楼梯的好处有：

◎增强心肺功能，使血液循环畅通，保持心血管系统健康，防止高血压的发生。

◎消耗热量多，预防肥胖。据测算，在相同时间内爬楼梯消耗的热量比打羽毛球多2倍，比打乒乓球多4倍，比步行多3倍，基本与登山消耗热的量相同。

◎有助于保持骨关节的灵活，避免僵化现象出现，增强韧带和肌肉的力量。

◎爬楼梯消耗体力大，人容易饥饿，食欲变好了，这样能增强消化系统功能。此外，由于腹部反复用力，使得肠蠕动加剧，能够有效防止便秘发生。

◎使神经系统处于最佳休息状态，有利于睡眠，避免焦虑。

当然，在参加这项运动时，要讲科学，量力而行，循序渐进，不可鲁莽蛮干，尤其是那些膝关节、韧带、软组织损伤、有炎症者不适合这一项目。关节炎及心肺功能不佳者，爬楼梯应量力而为。尤其膝关节炎患者，爬楼梯最好只上楼不下楼，以减少对膝关节的伤害；而心肺疾病患者爬楼梯时，则应注意保持呼吸顺畅，若有任何不适，应暂停爬楼梯，休息后再走，采取渐进式爬楼梯以减少运动引起的不良反应。

节令谚语

小雪点青稻。

小雪满田红，大雪满田空。

小雪不见雪，来年长工歇。

小雪雪漫天，来年必丰产。

果园清得净，来年无病虫。

小雪无云大旱。

小雪晴天，雨至年边。

大雪

节令特点

"大雪"节气在每年的12月7日或8日,其时视太阳到达黄经255度。大雪的意思是天气更冷,降雪的可能性比小雪时更大了,并不指降雪量一定很大。

健康提示

大雪节气后,我国北方开始出现大幅降温降雪天气,有些疾病的发生与不注意保暖有很大关系,中医认为,人体的头、胸、脚这三个部位最容易受寒邪侵袭。俗话说"寒从脚下起",脚离心脏最远,血液供应慢而少,皮下脂肪较薄,保暖性较差,一旦受寒,会反射性地引起呼吸道黏膜毛细血管收缩,使抗病能力下降,导致上呼吸道感染,因此,数九严寒脚部的保暖尤应加强。老年人在雪天应减少户外活动,谨防摔伤。

饮食原则

我国有"冬天进补,开春打虎"的说法。冬令进补能提高人体免疫力,改善畏寒的现象,还能调节物质代谢,贮存能量,有助于体内阳气的升发,俗话说"三九补一冬,来年无病痛"。此时宜温补助阳、补肾壮骨、养阴益精。冬季食补应供给富含蛋白质、维生素和易于消化的食物,吃火锅是个不错的选择。冬季的西北地区天气寒冷,进补宜大温大热之品,如牛肉、羊肉等;而长江以南地区虽已入冬,但气温较西北地区要温和得多,进补应以清补甘温之味,如鸡、鸭、鱼类;地处高原山区,雨量较少且气候偏燥的地带,则应以甘润生津之品的果蔬、冰糖为宜。

红薯扣酱骨、枸杞肉丝、火腿烧海参、蒜泥白肉、木耳冬瓜三鲜汤等是此时节不错的选择,不仅滋补强身,而且简单易做。

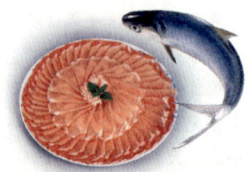

节令美食

[红薯扣酱骨]

【材料】红薯200克，排骨300克，香菇1朵，葱段、姜片各适量。

【调料】海鲜酱、生抽、老抽、白糖、料酒各适量。

【做法】1. 将红薯切成块，香菇洗净去蒂，排骨剁成3厘米长的段，用葱段、姜片、海鲜酱、生抽、老抽、白糖、料酒腌制入味后，捡出葱段、姜片。2. 将香菇铺在较深的大碗底部，排骨贴着碗边围一圈，再将红薯块码放在中间。3. 将腌排骨的调味汁倒入大碗内，再加入少量清水，盖上盖子，放进微波炉用中高火加热20分钟，倒出汤汁，将菜扣在盘子上，再淋上少许汤汁即可。

[蒜泥白肉]

【材料】带皮猪五花肉500克，蒜末2大匙，葱段适量，姜数片，莴笋、葱花各少许。

国医小课堂

生姜皮的药用

中医认为，生姜肉性味辛温，具有发表散寒、温胃止呕等功效，适用于风寒感冒、脾胃虚寒引起的胃痛呕吐、女性经期受寒及寒性痛经者。而生姜皮性味辛凉、微寒、止汗，与生姜肉药性正好相反，因此，生姜在用于上述病症时最好是去掉皮，以免妨碍生姜充分发挥其辛温解表的功能。

此外，生姜皮还具有行水消肿的食疗作用，故生姜在用于治疗水肿时，最好不要去皮，特别是当这类患者有便秘、口臭、痈疮、痔疮等内热症状时，更应使用生姜皮，而不是生姜，这样就可以避免热性的生姜阻碍姜皮散火除热、利水消肿功效的发挥。

至于生姜入菜，为保持生姜药性作用的凉热平衡，一般不必去皮，洗净即可，尤其在气候寒冷的冬季，在烹调羊肉、火锅等热性菜肴时，最好是放不去皮的生姜，只有在食用螃蟹、苦瓜等寒凉性菜肴或脾胃虚寒者食用时，才建议去掉生姜皮。

【调料】辣椒油、料酒各2大匙，盐半大匙，味精、白糖、酱油、美极鲜味汁、白醋、葱油各1小匙，香油少许，八角2粒。

【做法】1.带皮猪五花肉洗净；锅中水烧开，加葱段、姜片、料酒，将猪肉汆烫，捞出漂净血水、浮沫；重入净水锅中，加葱段、姜片、料酒、八角煮熟，取出晾凉，均匀切薄片；莴笋切片，垫入盘底，将五花肉片用碟压法摆在莴笋片上。2.将剩余调料加蒜末以及少许煮肉原汤晾凉后拌匀成味汁，淋在肉片上，撒上葱花即成。

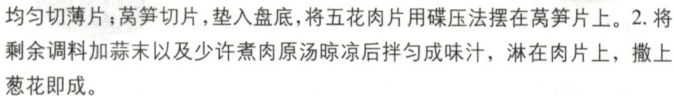

[香蕉百合银耳汤]

【材料】银耳15克，鲜百合120克，香蕉2根，枸杞子5克。

【调料】冰糖适量。

【做法】1.银耳浸水泡软、去蒂、撕成小朵；百合洗净、去蒂；香蕉切成薄片。2.将银耳放入碗中，倒入4杯清水，放入蒸笼内蒸半个小时。3.将百合、香蕉片和蒸好的银耳放入炖盅中，加入冰糖，放入蒸笼中蒸半个小时即可。

节令起居

有些老年人冬天睡觉时爱多穿衣服，其实这样做很不利于健康。其一脱衣而眠，更易消除疲劳，使身体的各器官得到很好的休息。其二穿厚衣服睡觉，会妨碍皮肤的正常呼吸和汗液的蒸发，影响血液的循环，造成体表热量减少，即使盖上较厚的被子，也会感到寒冷。

节令养生术——茶疗

>> 萝卜茶

白萝卜100克，茶叶5克，食盐适量。先将白萝卜洗净切片煮烂，加少许食盐，再将茶叶用开水泡5分钟后倒入萝卜汁内服用，每日2次，不拘时限。白萝卜清

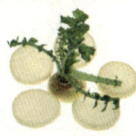

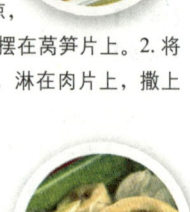

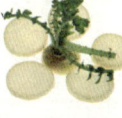

热化痰，茶清肺热。久服有理气开胃，止咳化痰之功。

>>银耳茶

银耳20克，茶叶5克，冰糖20克。先将银耳洗净加水与冰糖炖熟，再将茶叶泡5分钟，取汁兑入银耳汤中，拌匀服用。有滋养润肺、止咳化痰之功。

>>橘红茶

取橘红3～6克，先用开水冲泡，再放锅内隔水蒸20分钟后服用。每日1剂，随时食用，有润肺消炎、理气止咳之功。适合咳嗽多痰，黏痰多者。

>>姜苏茶

生姜、苏叶各3克。先将生姜切丝，苏叶洗净，用开水冲泡10分钟代茶饮用。每日2剂，上下午各服1剂。具有疏风散寒、理气和胃之功效。适用于胃肠性感冒。

节令谚语

大雪不冻倒春寒。

大雪河封住，冬至不行船。

大雪晴天，立春雪多。

大雪不寒明年旱。

大雪下雪，来年雨不缺。

寒风迎大雪，三九天气暖。

大雪不冻，惊蛰不开。

大雪兆丰年，无雪要遭殃。

大雪纷纷是丰年。

先下大片无大雪，先下小雪有大片。

落雪见晴天，瑞雪兆丰年。

落雪是个名，融雪冻死人。

冬雪回暖迟，春雪回暖早。

冬至

节令特点

冬至在每年的阳历12月21日至23日之间，是北半球全年中白天最短、黑夜最长的一天，过了冬至，白天就会一天天变长。古人对冬至的说法是：阴极之至，阳气始生，日南至，日短之至，日影长之至，故曰"冬至"。冬至过后，各地气候都进入一个最寒冷的阶段，也就是人们常说的"进九"，我国民间有"冷在三九，热在三伏"的说法。

健康提示

冬至时分，更应当科学地运用养生之道，调理自身。因为从冬至开始，生命活动由盛转衰，由动转静。此时务必要根据自身状况，调整生活规律，建立合理的生活作息，利用各种机会进行适当运动。

饮食原则

冬季吃萝卜赛过小人参。萝卜营养丰富且味甘辛、性凉，有止咳化痰、消食除胀、利大小便、清热解毒和抗癌的功效。

冬季进补有四忌：一忌盲目食狗肉；二忌虚实不分；三忌慕名进补；四忌无病进补。例如服用鱼肝油过量可引起中毒，长期服用葡萄糖会引起发胖；胆囊炎、胆结石、胃溃疡、胃酸过多或胃出血的患者，肾功能不全者一般不宜多喝鸡汤。

在冬季这个进补的最佳时期，进行食补，可为抵御冬天的严寒补充元气。在冬季应少食生冷，尤其不宜过量进补。饮食上要以温补为主，还要多吃新鲜蔬菜、水果补充维生素，重点在吃滋阴潜阳、热量高的膳食，切忌过于燥热。一般人可以适当食用一些热量较高的食品，特别是北方，可以吃些牛肉、羊肉，但同时也要多吃新鲜蔬菜、水果等富含维生素和易于消化的食物。

冬季首选水果：梨和甘蔗。

节令美食

[素炒野鸡红]

【材料】胡萝卜300克,韭菜50克。

【调料】盐适量,料酒1大匙,味精少许。

【做法】1. 胡萝卜去皮洗净切粗丝;韭菜择洗干净,切段。2. 锅内放油烧热,放入胡萝卜丝炒断生。3. 再加入韭菜及其余调料炒匀即可。

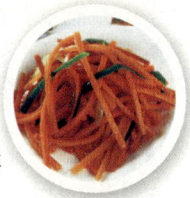

[胡萝卜炒猪肝]

【材料】猪肝400克,胡萝卜150克,青蒜2根,蛋清1个。

【调料】盐、水淀粉、料酒、酱油、味精、高汤各适量。

【做法】1. 胡萝卜切薄片;猪肝洗净切片;青蒜洗净,切段。2. 油锅烧热,猪肝加蛋清、水淀粉、盐、料酒、酱油拌匀后放热油中炸约3分钟,捞出。3. 锅留底油,煸炒青蒜后加少许高汤,放盐、味精,用水淀粉勾芡,将猪肝、胡萝卜放入,炒匀即可。

节令起居

冬季,人在睡眠期间因人体抵抗能力和对寒冷环境的适应能力降低,很容易患感冒及引起中风等症,穿睡衣入睡则能预防疾病、保护身体健康。穿睡衣以无拘无束、宽柔自如为宜,而且睡衣直接与肌肤接触,因此不宜穿化纤制品。

节令中药

冬令进补首选中医膏方,进补的主要作用是"补虚益损",而虚又分气虚、血虚、阴虚和阳虚四种,各有不同的补法。

◎**气虚症**:精神倦怠、语声低微、易出虚汗、舌淡苔白、脉虚无力等。气虚当益气,此症可选用人参蜂王浆、补中益气丸、西洋参、黄芪、党参、山药等。

◎**血虚症**：面色萎黄、唇甲苍白、头晕心悸、健忘失眠、手足发麻、舌质淡、脉细无力等。血虚当补血，此症可选用补血露、十全大补丸、归脾丸、当归、阿胶、龙眼肉等。

◎**阴虚症**：潮热盗汗、五心灼热、口燥咽干、干咳少痰、眼目干涩、舌红少苔等。阴虚当滋阴，此症可选用大补阴丸、参杞蜂王浆、六味地黄丸、银耳、鳖甲、麦冬、沙参、黑芝麻等。

◎**阳虚症**：面色㿠白、四肢不温、阳痿早泄、纳少便溏、舌淡嫩、脉微细等。阳虚当壮阳，此症常可选用金匮肾气丸、鹿茸口服液、龟苓膏、鹿茸、紫河车、蛤蚧、冬虫夏草、杜仲等。

服用补药还须注意脾胃运化功能，如脾胃虚弱、胃纳呆滞、胸脘满闷者，需要加入醒脾健肝药物，如陈皮、砂仁、木香、神曲、谷芽之类，以健脾助运。

季节病防治

冬至到小寒、大寒，是最冷的季节，患心脏病和高血压病的人往往会病情加重，患"中风"者增多，天冷也易冻伤。因此，应采取以下预防措施：

◎注意防寒保暖。要及时增添衣服，衣裤既要保暖性能好，又要柔软宽松。
◎合理调节饮食起居，不酗酒、不吸烟，不过度劳累。
◎保持良好的心境，情绪要稳定、愉快，切忌发怒、急躁和精神抑郁。
◎进行适当的御寒锻炼，提高人体对寒冷的适应性和耐寒能力。
◎随时观察和注意病情变化，定期检查，控制病情的发展，防患于未然。

节令谚语

冬至西北风，来年干一春。

冬至强北风，注意防霜冻。

冬至无雪刮大风，来年六月雨水多。

冬至没打霜，夏至干长江。

冬至打霜来年旱。

冬至有霜，腊雪有望。

小寒

节令特点

每年1月5日或6日,太阳到达黄经285度时为小寒,它与大寒、小暑、大暑及处暑一样,都是表示气温冷暖变化的节气。小寒的意思是天气已经很冷,我国大部分地区小寒和大寒期间一般都是最冷的时期,"小寒"一过,就进入"出门冰上走"的三九天了。

健康提示

在小寒到来之际,开始进入一年中最冷的时期,在保暖的同时,人们要特别注意预防冷辐射综合征。具体措施是在屋内要远离过冷的墙壁和其他物体;睡觉时至少要离开外墙50厘米以上。如果墙壁与室内温度相差超过5℃,墙壁常会出现潮湿甚至有小水珠形成。此时可在墙壁前放置木板、草垫或泡沫塑料,以阻断和减轻冷辐射,从而保护身体免受冷辐射的损害。

饮食原则

自古就有"三九补一冬,来年无病痛"的说法。小寒时节,应在日常饮食中多食用一些温热食物以补益身体,防御寒冷气候对人体的侵袭。日常食物中属于热性的食物主要有鳟鱼、辣椒、肉桂、花椒等;属于温性的食物有糯米、高粱米、韭菜、茴香、香菜、荠菜、芦笋、芥菜、南瓜、生姜、葱、大蒜、杏子、桃子、大枣、桂圆、荔枝、木瓜、樱桃、羊肉、猪肝、猪肚、火腿、鸡肉、羊乳、鲢鱼、虾、海参、酒等。

小寒时节已属九寒天,人们进补无可厚非,但不可乱无章法,应本着"因人施膳"的原则,饮食上也应有所禁忌。此时节正是吃红焖羊肉的好时节,注意不要因过食肥甘厚味、辛辣之品而长痤疮。

节令美食

[笋丝蟹肉汤]

【材料】蟹肉100克,豆腐50克,芦笋、蛋清、香菇、虾仁、姜丝各适量。

【调料】醋、胡椒粉、料酒、盐、味精、水淀粉各少许,鲜汤适量。

【做法】1.芦笋去皮洗净,切丝;香菇浸软,择洗干净;豆腐切丝;蛋清打匀。2.将油锅烧热,放入蟹肉、虾仁、料酒,翻炒片刻后倒入鲜汤,大火煮沸后,放入芦笋丝、香菇、豆腐丝,再次煮沸后放入盐、味精、胡椒粉、姜丝,搅拌均匀后,倒入水淀粉勾芡,最后淋入蛋清,加入醋,搅匀后即可食用。

[柠檬火腿炖猪手]

【材料】猪蹄500克,香菇50克,火腿20克,柠檬半个,姜片、葱段各适量。

【调料】高汤2大碗,料酒2大匙,盐适量,味精1小匙,胡椒粉2小匙。

【做法】1.猪蹄去净毛洗净,砍成块;香菇处理干净,火腿切片;柠檬洗净切成圆片。2.锅内放水煮沸,放入猪蹄汆烫至血水尽时,捞出,冲洗干净。3.取瓦煲一个,加入猪蹄、香菇、火腿、柠檬片、姜片、葱段,加入高汤2大碗,料酒2大匙,用小火炖一个半小时,去除姜、葱,加入适量的盐、味精1小匙,胡椒粉2小匙,再煲20分钟,关火。撒上葱花即可。

节令起居

小寒几乎是一年中最冷季节的开始。民间有"冬天戴棉帽,如同穿棉袄"的说法。在寒冷条件下,体温会迅速从头部散去,寒冷会使血管紧缩,全身肌肉紧张,引发头痛、偏头痛、伤风感冒、肠胃不适、失眠等症状。因此,如果冬季在室外多戴一顶帽子,即使是一项比较单薄的帽子,也会起到显著的保温防寒作用。

节令养生术——滑冰

滑冰运动所锻炼的肌肉，主要分布在整个大腿后半部与臀部以及下背部。若是滑冰者加强手臂摆动，亦会刺激前臂与胸部的肌肉。滑冰对改善身体功能的具体好处体现在以下五个方面。

◎**提高心血管功能**：一般人的心率为60～100次。经常滑冰的人安静时心率仅为40～60次，运动时则为180～200次。

◎**增强平衡能力**：燕式平衡和各种旋转动作对各年龄段的人的平衡感都是良好的训练，对正处于前庭和半规管发育期的孩子尤其有利。

◎**增加力量**：滑行中的蹬冰、燕式平衡对经常开车的人来说，是锻炼下肢力量的极好方式，跳跃和旋转是对全身控制能力的考验和提高。

◎**柔韧和弹跳能力**：跳跃、旋转、步法和自由滑组合对身体的柔韧性和弹跳能力有较好的影响。

◎**控制体重**：花样滑冰是标准的有氧运动——即运动后消耗掉的是脂肪，而不是水或糖；体重60千克的人以自感不累的强度连续滑行半小时，将会消耗约150千卡，相当于消耗两个奶油蛋卷的热量。

>> 滑冰时的着装

滑冰时的着装应具有弹性以便运动，初学滑冰的人最好穿长袖衣裤以免摔倒时擦伤皮肤。儿童可以戴上护膝、护肘、头盔等护具。由于怕冷或怕摔痛，初学者往往穿得过多过厚，这样往往妨碍了运动。其实，滑冰也是一项比较消耗体力的运动，所以根本不用担心站在冰面上会冷。此外，滑冰的时候身上不要带硬器，如钥匙、小刀、手机等，以免摔倒时硌伤自己。

>> 正确的站立姿势

两脚略分开约与肩同宽，两脚尖稍向外转形成小"八"字，两腿稍弯曲，上体稍向前倾，两臂伸向侧前方与腰同高，目视前方。身体重心要通过两脚平稳地压到刀刃上。注意踝关节不应向内或向外倒。

季节病防治

冬季天干物燥，人体免疫力低下，加之人们穿的衣物厚重，极易引发上火症状，并引起口腔溃疡。下面介绍几种简单易行的治疗方法：

◎**蜜汁含漱法**：可用10%的蜜汁水含漱，能消炎、止痛、促进细胞再生。

◎**蜂蜜疗法**：将口腔洗漱干净，再用消毒棉签将蜂蜜涂于溃疡面上，涂擦后暂不要饮食。15分钟左右，可用蜂蜜连口水一起咽下，再继续涂擦，一天可重复涂擦数遍。

◎**木耳疗法**：取白木耳、黑木耳、山楂各10克，水煎，喝汤吃木耳，每日1～2次，可治口腔溃疡。

◎**可可疗法**：将可可粉和蜂蜜调成糊状，频频含咽，每日数次可治口腔发炎及溃疡。

◎**白菜根疗法**：取白菜根60克，蒜苗15克，大枣10个，水煎服，每日1～2次，可治口腔溃疡。

◎**菜籽疗法**：取白萝卜籽30克、芥菜籽30克、葱白15克，放一起捣烂，贴于足心，每日1次，可治口腔溃疡。

◎**苹果疗法**：取1个苹果（梨也可以）削成片放至容器内，加入冷水（没过要煮的苹果或梨）加热至沸，待其稍凉后同酒一起含在口中片刻再食用，连用几天即可治愈。

◎**核桃疗法**：将30～50克核桃仁熬水两次，每天早晚各服1次。

节令谚语

小寒大寒不下雪，小暑大暑田开裂。

小寒大寒，冷成冰团。

小寒不寒，清明泥潭。

小寒大寒寒得透，来年春天天暖和。

小寒大寒，滴水成冰。

小寒不寒寒大寒。

小寒天气热，大寒冷莫说。

小寒暖，立春雪。

小寒寒，惊蛰暖。

小寒蒙蒙雨，雨水还冻秧。

小寒无雨，小暑必旱。

大寒

节令特点

每年1月20日前后,太阳到达黄经300度时为大寒。此时寒潮南下频繁,是我国大部分地区一年中的最冷时期,风大、低温、地面积雪不化,呈现出冰天雪地、天寒地冻的严寒景象。

健康提示

大寒要预防心脑血管病、肺气肿和慢性支气管炎,早晨和傍晚要尽量少出门。冬季一般都比较干燥,要多喝白开水,补充体内水分。

饮食原则

此时节是感冒等呼吸道传染性疾病高发期,应适当多吃一些温散风寒的食物以防御风寒邪气侵扰。日常饮食中常用的具有辛温解表、发散风寒的食物有紫苏叶、生姜、当归、大葱、辣椒、花椒、桂皮等。因外感风寒而致轻度感冒时,用生姜加红糖水来治疗,有较好的疗效。

大寒时节进补要注意两方面:一方面冬三月的进补量应逐渐减少,以顺应季节的变化;另一方面应适当增添一些具有升散性质的食物为适应春天升发特性做准备。

进入冬季以后,人们往往会感到不同程度的鼻干咽燥、皮肤干涩或有口渴欲饮、干咳少痰、大便秘结等症状。因而冬季进补,重在"防燥"。蜂蜜中含有与人体血清浓度相近的多种无机盐,还含有丰富的果糖、葡萄糖、维生素C等,多种有机酸和有益人体健康的微量元素,如铁、钙等,尤其是果糖、葡萄糖都可以不经过消化作用直接被人体吸收利用,是理想的滋补佳品。神经衰弱者在睡前食用蜂蜜,可以改善睡眠,使人尽快入睡。熬夜、强体力劳动或运动后,喝一杯蜂蜜水,可迅速提高血糖浓度,增强活力,缓解疲劳。

食用蜂蜜时,一般是每天早、晚空腹服蜂蜜25克,以不超过60℃温开水冲服。饭前1~1.5小时或饭后2小时后食用蜂蜜,可促使胃酸正常分泌,还有增强肠蠕动的作用,防止便秘。如果想要换换口味,蜂蜜红茶是一个不错的选择。将茶叶泡开,凉了以后加蜂蜜搅拌喝下,别有风味。

节令美食

[当归养血汤]

【材料】当归5克,冬瓜100克,胡萝卜60克,草虾2只,蛤蜊5个,豆苗20克。

【调料】米酒15克,盐5克。

【做法】1.当归洗净,加米酒、350克水泡着备用;冬瓜洗净去皮、瓤,切片;胡萝卜洗净,切片;蛤蜊洗净,用加盐的清水让其吐沙后再洗净。2.草虾去须脚、肠泥,豆苗洗净。3.将做法1全部材料放入锅中,以中火煮开。4.放入草虾、豆苗,继续煮。5.等煮开后,加入盐调味即可。

[香辣五丝]

【材料】葱丝1碗,嫩姜丝1碗,青蒜丝1碗,辣椒丝1/2碗,香菜段1碗。

【调料】盐1小匙,香油5大匙,糖1大匙,白醋1大匙。

【做法】将调味料先搅拌均匀,再与各材料混合拌匀即可。

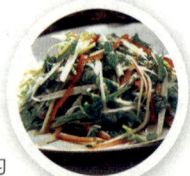

节令起居

大寒虽是一年中的最后一个节气,但却是一年"运""气"循环变化的开始,因而做好大寒的养生保健是非常重要的。

在起居方面,仍要顺应冬季闭藏的特性,做到早睡晚起,早睡是为了养人体的阳气,晚起是为了养阴气。另一方面,古语有云"大寒大寒,防风御寒",大寒时节除了注意防寒,还须防风,衣着要随着气温变化而增减,手脚易冻,尤其应注意保暖。

节令养生术——滑雪

冬季滑雪不仅是为了休闲娱乐，掌握了正确的方法，每周一至两次练习，循序渐进、持之以恒，会起到很好的健身效果。

▶▶柔韧你的身体

滑雪是一项全身的运动，能够对神经系统进行全方位的锻炼和提高。在带来速度享受的同时，也锻炼了平衡能力、协调能力和柔韧性。滑雪的实质就是掌握平衡的过程，在重心的不断切换中找到平衡点，这样才能做出漂亮的动作。这种平衡能力的增强是无法从跑步、有氧操中得到的。与平衡能力密切相关的就是协调能力，只有充分协调好全身的每个部位，才能在滑行中取得较好的平衡效果。在滑雪的过程中，需要身体各个关节的配合才能达到平衡。因此，滑雪对于人体的头、颈、手、腕、肘、臂、肩、腰、腿、膝、踝等部位，都能起到比较好的锻炼效果，以激活僵硬的身体，使得身体的柔韧性增强。

▶▶减掉增多的脂肪

滑雪和跑步、游泳一样属于有氧运动，能够增强心肺功能。特别是在快速甚至是疾速的运动中，对于心肺功能的锻炼更是显而易见的，在室外滑雪中这种锻炼的效果尤为突出。面对那些以千米来计算的滑道，只有强大的肺活量和良好的心血管系统的支持，才能保持较长时间的滑雪运动状态。此外，在滑雪场的冷空气中运动，也是对身体氧气运输系统的考验，这也在无形中锻炼了心血管缩张的能力。

季节病防治

冻疮是由于寒冷引起的局限性炎症损害。冻疮是冬天的常见病，据有关资料统计，我国每年有2亿人受到冻疮的困扰，其中主要是儿童、妇女及老年人。以下方法对防冻疮有好处：
◎鲜芝麻叶适量，放在生过冻疮的部位，用手来回揉搓20分钟左右，让汁液留在皮肤上，1小时后再洗去，每日1次，连续7～10天。
◎吃西瓜时，将西瓜皮适当留得厚一些，形成白中稍带红的样子，用它轻轻揉搓生过冻疮的部位，每次3分钟，每日1次，连续10天为一疗程。

◎红辣椒10克，去籽切碎，放入白酒60毫升中浸泡7天，再加樟脑3克摇匀，使用时用消毒棉签蘸药液外搽生过冻疮的部位，每日2次，连续1周。或将辣椒放入白酒中密封浸泡一周后，涂冻疮患处。此法对已有的冻疮具有较好的消炎、镇痛、去痒作用。

◎鲜生姜60克，捣烂，加入白酒100毫升，浸泡3天即成。使用时用消毒棉签蘸药液外搽生过冻疮的部位，每日2次，连续1周；用新鲜生姜片搽常发冻疮的皮肤，连搽数天，可防止冻疮再生；若冻疮已生，可用鲜姜汁加热熬成糊状，待凉后涂冻疮患处，每日2次，连涂3天，就会见效。

◎将萝卜切片，用电炉或炭火等热源烘软，贴在冻疮患处，继续烘烤，距离与热度以感觉舒适为度，直到冻疮处有发痒的感觉。

◎山楂1枚置于火炉上烧熟变软，稍冷后搓成泥状涂患处，同时将患肢置于火炉上方烘烤，边涂边轻揉患处皮肤，直到山楂泥变干，洗去楂泥即可，每日治疗3～5次。

节令谚语

小寒大寒，杀猪过年。

过了大寒，又是一年。

小寒不如大寒寒，大寒之后天渐暖。

大寒小寒，无风自寒。

大寒不寒，春分不暖。

小寒大寒多南风，明年六月早台风。

小寒不太冷，大寒三九天。

大寒不寒，人马不安。

大寒猪屯湿，三月谷芽烂。

冬至在月尾，大寒正二月。

冬至在月中，天寒也无霜；

冬至在月尾，大寒正二月。

大寒天气暖，寒到二月满。

大寒到顶点，日后天渐暖。

大寒一夜星，谷米贵如金。